上海市名中医
范忠泽学术思想及临床实践

主　　审　范忠泽　孙　珏

主　　编　石晓兰　邓皖利

副主编　韩建宏　陈　彬

编　　委（按姓氏音序排列）

　　　　　曹　晨　陈　彬　邓皖利　丁　阳

　　　　　顾芳红　韩建宏　梁　芳　刘志勇

　　　　　浦莉俊　石晓兰　万光升　韦　康

　　　　　袁　旭　张瑞娟　张晓晓　张　勇

学术秘书　董晓倩

复旦大學 出版社

内 容 简 介

　　本书是第 7 批全国老中医药专家范忠泽传承工作室、上海市名中医范忠泽传承工作室、上海市名中医范忠泽普陀传承工作室的传承建设成果。上篇详细整理了范忠泽教授"全身扶正、局部治癌"的学术思想。下篇总结了范忠泽教授治疗常见肿瘤、儿童神经母细胞瘤和放化疗、靶向药物不良反应等临床诊疗经验、教学查房与医话精选。

　　本书全面总结了范忠泽教授治疗肿瘤的临床经验和科研成果,是学习和研究中医药治疗恶性肿瘤不可多得的宝贵资料。

　　本书适合中医临床医生和中医药院校学生参考。

恩 师 序

　　范忠泽教授与我相识已 45 年,其 1976 年毕业于上海中医学院,由于刻苦钻研、勤于实践,毕业后短短 2 年便熟练掌握内科、皮肤科、妇科等疾病的中医辨证论治要领,并立志毕生从事中医事业。1978 年恢复高考后,当时全国共 178 名考生报考上海中医学院的硕士研究生,范忠泽以初试第 2 名、复试第 1 名的优异成绩,作为恢复高考后的第 1 届硕士研究生跟随我学习。他在读研期间认真阅读《黄帝内经》《难经》《神农本草经》《诸病源候论》《千金方》《温病条辨》《医宗必读》《景岳全书》《医学衷中参西录》等大量中医古籍,并从临床和动物实验方面研究中医治疗阳虚型肺癌的作用及机制,其毕业论文获得了以著名肺癌专家吴善芳教授为主任委员的评审专家组的高度评价,称"该工作属国内首创,研究大有前途"。同时跟随我、金寿山、胡建华等一批老中医专家门诊抄方,深入临床实践、融会贯通,广泛学习各家之长。

　　范忠泽 1982 研究生毕业后,就职于上海市普陀区中心医院中医科,积极探索中西医方法治疗内科常见病、多发病,积累了丰富的临床经验。在全国范围内首创恶性肿瘤的血液流变学研究,为活血化瘀法治疗肿瘤提供了更宽泛的理论基础。该项工作在当时的全国会议上交流引起了广大研究工作者的高度重视和一致好评,国际血液流变学委员会委员廖福龙、翁维良评价该项工作"国内首创,开辟了肿瘤研究工作的新领域",在"血瘀证国际会议"上受到了日本、新加坡学者的高度赞扬,会议交流论文被大会评为一等奖。1992 年,他作为学科带头人,在上海市普陀区中心医院开设了独立建制的中医肿瘤科,开创该院以中医为主治疗恶性肿瘤的工作。经过 40 多年的临床实践和不断的学习探索,范忠泽教授在中医治疗肝癌、胰腺癌、肺癌、胃癌、大肠癌、乳腺癌、食管癌、淋巴瘤、小儿神经母细胞瘤等常见恶性肿瘤的治疗方面积累了丰富的经验,并在临床实践中创立了一些疗效确切的特色品牌:肝癌、胰腺癌以中药介入为主的中医综合诊治方案,益气健脾法为主治疗消化道肿瘤化疗耐药,中医扶正法为主治疗小儿恶性肿瘤,以及晚期非小细胞肺癌的中医综合诊疗方案等。2007年以来连续10年,坚持在新加坡中央医院宝中堂中医门诊部短期坐诊,以其卓越的疗效,受到海外广大患者的好评。范忠泽教授研制、上海市普陀区中心医院自制制剂复方香术口服液、海藻消瘤口服液、参冬养阴口服液广泛应用于临床,取得了良好的社会效益。其间参加上海中医药大学附属龙华医院立项的国家"六五""七五""八五""十一五"国家科技攻关支撑计划,熟练掌握中医科研的思路和方法。范忠泽教授主持和参与国家级和市局级项目35项,获教育部高等学校科学技术进步奖等省部级科技奖12项,专利3项,编写专著12部,发表论文85篇。

范忠泽教授在担任上海市普陀区中心医院副院长期间,主管教学,积极推动医院中医药事业的发展,2004年经上海市教委和上海市卫生局联合发文批准成为上海中医药大学非直属附属医院,为医院的医疗、教学、科研发展搭建了新的平台。医院在承担中医专科、本科教学工作的基础上,开始承担硕士研究生、博士研究生教学工作,在国家自然科学基金课题方面实现了零的突破,医院的中医特色不断加强。在担任院长期间,在上海市普陀区卫健委、上海中医药大学的领导下,大力发展医院中医药事业,成立上海市中医药发展办公室,推动医院中医药事业更上新台阶,打造具有中西医结合特色的综合性医院。先后获得了"全国职工创新能手""全国优秀院长""全国优秀中医医院院长""上海市名中医""上海市优秀专业技术人才""上海市职工素质工程年度人物奖""上海市优秀师徒结对奖""上海市普陀区十大名医""上海市普陀区华佗奖""上海市普陀区白衣卫士""上海市普陀区拔尖人才""上海市普陀区领军人才标兵""上海市普陀区高尚医德奖""上海市高尚医德奖提名奖"等殊荣。基于范忠泽教授在中医药事业发展方面作出的重大贡献,2020年获得"上海市中医药杰出贡献奖"。

范忠泽教授2012年起担任上海市名老中医学术经验研究工作室指导老师,2018年担任上海市名中医范忠泽普陀传承工作室指导老师,2022年他担任第7批全国老中医药专家学术经验继承工作指导老师,致力于弘扬中医特色,培养高层次中医药人才,共培养硕士研究生2名、博士研究生12名、博士后1名、学术继承人30余名,现均已成长为学科带头人或业务骨干。

范忠泽教授不仅是"扶正治癌"学术思想的传承者,也是创新者和发展者,在深刻领会"扶正治癌"学术思想精髓的基础上,结合自己的临床实践,守正创新,逐步形成了"全身扶正、局部治癌"的学术观点，在预防肿瘤复发、转移及晚期姑息治疗中充分发挥中医中药的优势，并积累了丰富的治癌临床经验。古稀之年仍笔耕不辍，带领继承人耗时 3 年完成新书《上海市名中医范忠泽学术思想及临床实践》的编撰。该书的出版必将更好地丰富和发扬"扶正治癌"的学术思想，为众多肿瘤患者带来福音！

三年笔耕无人问，一朝付梓墨生香。乐为序！

国医大师　　　　　　刘嘉湘
中国中医科学院学部委员

2023 年 10 月

胡　序

　　范忠泽教授新书《上海市名中医范忠泽学术思想及临床实践》即将付梓，邀我作序，谨志数语，乐观阙成！

　　范忠泽教授是上海市名中医、上海市首届中医药杰出贡献奖获得者、第7批全国老中医药专家学术经验继承工作指导老师，长期从事中医临床、教学与科研工作，为上海中医药事业的发展作出了重要贡献。

　　范忠泽教授医术精湛、医德高尚，作为恢复高考后的第1届硕士研究生，师从我国著名中医肿瘤大家、国医大师刘嘉湘教授。"善学者，师逸而功倍"，范教授思维灵动、知常达变，读研期间广泛阅读《黄帝内经》《难经》《神农本草经》《诸病源候论》等中医古籍，手写读书笔记多达几十万字；同时广泛学习各家之长，跟随金寿山、胡建华等一批老中医名家抄方学习，积累临床经验；积极参与刘嘉湘教授领衔的国家"七五""八五""十一"课题，深刻领会刘教授的"扶正治癌"学术思想；这些临床、科研的历练都为范教授日后学术思想和临床特色的形成奠定了良好的基础。

　　范忠泽教授从医50余载，在长期的临床实践中将中西医两种不同体系融会贯通，坚持以"中医为主、中西结合"的原则研究和治疗肿瘤，逐渐形成了自己辨治肿瘤的学术思想和诊治肿瘤的临床特色。

　　范教授学术上以导师国医大师刘嘉湘的"扶正治癌"学术思想为指导，结合自己的临床实践经验，提出了"全身扶正、局部治癌"的学术观点，倡导依据中医的整体观念、辨证论治原则，维持患者机体的阴阳平衡、气血通畅、脏腑功能协调的状态，充分拓展了"扶正法"的治疗内涵，展示了"扶正法"的临床疗效，在减轻癌症患者的临床症状、提高生活质量、延长生存期等方面充分发挥了中医药的独特优势。

同时范教授坚持守正创新,早在十几年前就借用西医的动脉介入、药盒植入等技术灌注中药,开展了中药介入治疗肝癌、胰腺癌的质量控制标准、诊疗规范、疗效评价等研究,在中药介入治疗恶性肿瘤的系统化、规范化研究方面走在了全市乃至全国的前列。中药通过与西医介入技术的结合,使中药直达病所,开拓中药治疗恶性肿瘤的新途径,解决长期以来抗癌中药全身给药难以在肿瘤局部达到有效浓度的难题,也为难以服药患者解决了进药途径。范教授开展的中药介入治疗对于中晚期胰腺癌、肝癌起到的局部疗效与西医相当,同时能减少毒性和不良反应、提高患者生活质量,使患者不仅能活得长,而且能活得好。范教授以中药介入治疗恶性肿瘤为主攻方向的研究在2009年和2010年分别通过了上海中医药大学和上海市卫生局的中医临床优势专科(专病)建设,并于2010年建立了上海中医药大学中西医结合肿瘤介入研究所,充分体现中医药在中晚期恶性肿瘤治疗中占主导地位的优势。其有关中医药介入治疗肿瘤的研究获得了中华中医药科技奖二等奖2项,上海市科技进步奖三等奖1项,上海市医学科技奖二等奖1项、三等奖2项,上海中医药科技奖一等奖1项,国家发明专利2项。

"善歌者,使人继其声;善教者,使人继其志"。范教授目前除每周有4～5个半天门诊外,作为第7批全国老中医药专家学术经验继承工作的指导老师,每周还要为这些继承人传道解惑,在繁忙的工作之余,仍孜孜不倦、笔耕不辍,完成了新书的编撰。本书的付梓,不仅有助于继承人更好地学习、继承其学术思想和临床经验,同样可供同行们参考借鉴!

中华中医药学会副会长
上海市中医药学会会长
上海市卫生健康委员会副主任

胡鸿毅

2023年10月

陆　潘　序

　　范忠泽教授在上海市普陀区中心医院工作了 41 年，见证了医院的成长，也为医院的发展壮大呕心沥血，2020 年被聘为终身主任医师。

　　范忠泽教授是我院中医肿瘤科的创始人，在他的带领下，中医肿瘤科从无到有，不断做大做强，先后被评为"十二五"国家临床重点专科、"十一五"国家中医药管理局重点专科、上海市医学重点专科、上海市综合性医院示范中医科、上海市中医肿瘤介入特色专科、上海市中医临床优势专科、上海中医药大学中医临床优势专科，成为医院的品牌科室。

　　范忠泽教授曾经担任上海市普陀区中心医院副院长、院长。积极推动医院中医事业发展，医院被上海市卫健委和上海市教委批准成为上海中医药大学非直属附属医院，为医院的医疗、教学、科研的发展搭建了新的平台，医院开始承担中医专科、本科、硕士研究生、博士研究生的教学工作，医院在国家自然科学基金课题方面实现了零的突破。医院的中医特色不断加强。在担任院长期间，在上海市中医药发展办公室、普陀区卫健委、上海中医药大学的领导下，大力发展医院中医药事业，成立中医药发展办公室，推动医院中医药事业更上新台阶，打造具有中西医结合特色的综合性医院。他获得"全国职工创新能手""全国优秀院长""全国优秀中医医院院长""上海市职工素质工程年度人物奖"等荣誉。

　　范忠泽教授是上海市名中医，为进一步提炼、总结、传承、发扬范忠泽教授中医药治疗恶性肿瘤的学术思想和临床经验，培养青年中医人才，他先后担任上海市名中医范忠泽传承工作室、上海市名中医范忠泽普陀传承工作室和全国老中医药专家范忠泽传承工作室指导老师，均取得了丰硕的成果。学术继承人都成长为学科带头人或业务骨干，以他们精湛的中医技术服务广大患者，服务范围辐射至云南昭通、江苏无锡，以及上海市浦东新区、青浦区、黄浦区和普陀区。

为表彰范忠泽教授为上海中医药事业所作出的突出贡献,2020年上海市人力资源和社会保障局、上海市卫生健康委员会和上海市中医药管理局共同授予其"上海市中医药杰出贡献奖"。

范忠泽教授的学术继承人全面总结了导师治疗恶性肿瘤的临床经验和科研成果,整理出版了《上海市名中医范忠泽学术思想及临床实践》,是我院中医药传承创新发展的又一成果。

真诚祝愿范忠泽教授传承工作室能取得更大的成绩,培养更多的优秀中医药人才。

上海市普陀区中心医院
上海中医药大学附属普陀医院党委书记

上海市普陀区中心医院
上海中医药大学附属普陀医院党委副书记、院长

2023 年 10 月

前　言

　　中医药是中华文明五千多年的结晶,在全民健康中发挥着重要作用。习近平总书记指出:"中医药学是中国古代科学的瑰宝,也是打开中华文明宝库的钥匙。当前,中医药振兴发展迎来天时、地利、人和的大好时机"。传承创新发展中医药是新时代中国特色社会主义事业的重要内容,是中华民族复兴的大事。

　　范忠泽教授是1978年恢复高考后的第1届硕士研究生,师从国医大师刘嘉湘教授。为学之道,必本于思。范忠泽教授在研究生就读期间刻苦学习、勤于思考,对导师的临证经验反复揣摩,深刻领会了刘嘉湘教授"扶正治癌"的学术思想,并参学于沪上名医黄文东、金寿山、刘树农、吴圣农和茹十眉等老中医,撷取众长,增进学识,提高医术,在中医诊治热病和内科杂病等方面受益良多,为日后的临床工作打下了坚实的基础。在深刻领会"扶正治癌"学术思想精髓的基础上,范忠泽教授结合自己的临床实践,守正创新,逐步形成了"全身扶正、局部治癌"的学术观点,充分发挥了中医中药在预防肿瘤复发、转移及晚期姑息治疗中的优势。

　　范忠泽教授长期从事中医临床、教学与科研工作,担任上海市普陀区中心医院院长期间,在上海市、区各级主管部门及上海中医药大学的领导下,大力发展医院中医药事业,2004年医院获批成为上海中医药大学非直属附属医院,将医院打造成了具有中西医结合特色的综合性医院。基于范忠泽教授为上海中医药事业的发展所作出的重要贡献,他先后获得了上海市名中医、上海市首届中医药杰出贡献奖等殊荣。

　　范忠泽教授不仅是"扶正治癌"学术思想的传承者,更是创新者、发展者和传播者。为了更好地传承中医、培养高层次中医药人才,范忠泽教授先后担任上海市名中医学术经验研究工作室、上海市名中医范忠泽普陀传承工作室和第7批全国老中医药专家学术经验继承工作指导老师。在指导过程中,范忠泽教授通过门诊带教、教学查房、病例讨论、小讲课、专题讲座和"扶正治癌大法"系列讲座,将自己的学术思想、临床经验和科研思路毫无保留地传授给学生。

文以载道,歌以咏志。为全面总结范忠泽教授学术思想、临床经验和科研成果,工作室成员将学习成果整理成本书。书中详细整理了范忠泽教授"全身扶正、局部治癌"学术思想;总结了范忠泽教授治疗常见肿瘤、儿童神经母细胞瘤和放化疗、靶向药物不良反应等临床经验,精选了医话和教学查房实录。希望本书能启迪、激励后学者不断提高临床水平、造福广大患者,使"扶正治癌"学术思想薪火相传!

感谢上海市普陀区中心医院范忠泽教授、孙珏主任在本书编写过程中的审核指导,感谢国医大师刘嘉湘教授、中华中医药学会副会长胡鸿毅教授、上海市普陀区中心医院陆静静书记和潘曙明院长为本书作序,感谢复旦大学出版社贺琦老师在出版过程中给予的指导。

限于时间与水平,书中不足之处,希望读者指正。

编者

2023 年 12 月

上海市名中医范忠泽简介

范忠泽，男，医学硕士，上海市名中医，上海中医药大学教授，上海市普陀区中心医院终身主任医师、博士研究生导师、博士研究后合作导师，新加坡注册中医师，第 7 批全国老中医药专家学术经验继承工作指导老师，享受国务院政府特殊津贴。

一、求学经历

范忠泽，1950 年 6 月出生，籍贯北京市。1976 年毕业于上海中医学院，由于其勤奋学习、敢于实践，大学毕业后的短短几年已对内科、皮肤科、妇科等疾病的中医辨证论治深得要领，并立志要为中医事业奋斗终生。1978 年作为恢复高考后的第 1 届硕士研究生，师从国医大师刘嘉湘教授，1982 年获得硕士学位。在研究生就读期间他虚心学习导师的临证经验，并参学于沪上名医黄文东、金寿山、刘树农、吴圣农和茹十眉等老中医，于中医诊治热病和内科杂病，受益良多。同时研读了《黄帝内经》《难经》《神农本草经》《诸病源候论》《千金方》《三因极一病症方论》《温热论》《温病条辨》《太平惠民和剂局方》《医宗必读》《景岳全书》《医学衷中参西录》等大量中医古籍，手写了几十万字的读书笔记，打下了坚实的中医功底。范忠泽教授参与刘嘉湘教授领衔的国家"六五""七五""八五"课题，并与其一起领衔国家"十一五"课题。这些临床、科研的经历为范教授的学术思想和临床特色的形成奠定了扎实的基础。

二、学术成就

范忠泽教授秉承守正创新，提出"全身扶正、局部治癌"的学术思想，开展了大量中医药治疗恶性肿瘤的临床和科研工作。20世纪70年代,范教授在刘嘉湘教授指导下,从临床和动物实验方面研究中医中药治疗阳虚型肺癌的作用以及机制,研究结果获得以已故著名肺癌专家吴善芳教授为主任委员的评审专家组的高度评价,称"该工作属国内首创,研究大有前途"。20世纪80年代在全国范围内首创恶性肿瘤的血液流变学研究,为活血化瘀治疗肿瘤提供了更宽泛的理论基础,该项工作在当时全国会议上的交流获得广大科研工作者的高度重视和一致好评,国际血液流变学委员会委员廖福龙、翁维良评价该工作"国内首创,开辟了肿瘤研究工作的新领域",在"血瘀证国际会议"上受到了日本、新加坡学者的高度赞扬,会议交流论文被大会评为一等奖。20世纪90年代开展中药介入治疗晚期恶性肿瘤的临床和基础系列研究,使中医与现代科技达到了有效的结合,采用中药介入治疗肝癌、胰腺癌研究的课题分别获上海市科技进步奖三等奖、上海中医药科技奖一等奖、中华中医药科技奖二等奖等奖项。21世纪初,范教授敏锐地介入直接影响肿瘤疗效的化疗耐药问题,在全国范围内成为最早开展中药复方抗化疗耐药的研究者之一,明确了健脾理气法在消化道肿瘤抗化疗耐药的地位,该研究成果分别获中华中医药学会科学技术奖二等奖、上海市科技进步奖三等奖、上海医学科技奖二等奖、上海医学科技奖三等奖等奖项。

鉴于范教授一系列有特色、有创新的临床和科研工作成果,2010年上海中医药大学、上海市中医药研究院专家委员会同意在上海市普陀区中心医院成立中西医结合肿瘤介入研究所,这是大学首次在非直属附属医院成立的研究所,范教授担任首任所长。在新的科研平台上,他带领团队迈上了新台阶。2001年"中药消癌平针剂经肝动脉介入治疗转移性肝癌的临床和基础研究"获上海市科技进步奖三等奖,2012年"肠胃清逆转结直肠癌耐药的研究"获中华中医药学会科技进步三等奖。2014年"健脾解毒法防治大肠癌术后转移的临床应用和基础研究"获教育部高等学校科学技术进步奖二等奖。2014年"大肠癌术后转移的病证结合防治理论与应用"获上海市科技进步奖二等奖。范教授于研究所所长任满后在大学领导和专家的考核中获得满分。

作为参与者和主要研究者参与"六五""七五""八五""十一五"国家科技攻关支撑计划,主持和参与国家级和市局级项目35项,获各级科技奖12项,编写专著12部,发表论文85篇,其中SCI收录论文5篇。

范教授曾任上海中医药大学附属普陀区中心医院院长、中医科主任、中医肿瘤科主任,国家卫生部临床重点专科主任,国家中医药管理局重点专病主任,上海市医学重点专科主任,上海市综合性医院示范中医科主任,上海市中医肿瘤介入特色专科主任等。担任中国中医药研究促进会肿瘤分会名誉主任委员、中华中医药学会肿瘤分会名誉顾问、中国民族医药学会肿瘤分会副会长、上海市中医药学会肿瘤分会名誉主任委员等职。

范忠泽教授曾获"全国职工创新能手""全国优秀院长""全国优秀中医医院院长""上海市名中医""上海市优秀专业技术人才""上海市职工素质工程年度人物奖""上海市优秀师徒结对奖""上海市普陀区十大名医""上海市普陀区华佗奖""上海市普陀区白衣卫士""上海市普陀区拔尖人才""上海市普陀区领军人才标兵"等殊荣。

鉴于范忠泽教授对中医药事业所作出的贡献,2020年上海市人力资源和社会保障局、上海市卫生健康委员会和上海市中医药管理局授予其"上海市中医药杰出贡献奖"。此奖为中华人民共和国成立以来首次颁发,获奖者共30人。

三、临床实践

1982年,范教授研究生毕业后就职于上海市普陀区中心医院中医科,当时病房是以中医急诊为特色,收治病种主要为急性胰腺炎、脑血管意外、冠心病、心律失常(包括高度房室传导阻滞)、上消化道出血、肾衰竭、急性肺炎、伤寒、急性胃肠炎、急性菌痢、急性肝炎等,在长期的中医内科临床工作中,积极探索中西医两种方法治疗内科常见病、多发病,积累了丰富的临床经验。同时开创医院以中医为主治疗恶性肿瘤的工作,1992年作为学科带头人,他在全市综合医院中首次开设了独立建制的中医肿瘤科。长期以来,以导师刘嘉湘教授"扶正治癌"的学术思想为指导,结合自己的临床实践经验,逐步形成了"全身扶正、局部治癌"的学术观点,在预防肿瘤复发、晚期患者的姑息治疗中充分发挥中医中药的治疗优势。

经过40多年的临床实践和不断学习探索,范教授在中医对肝癌、胰腺癌、肺癌、胃癌、大肠癌、乳腺癌、食管癌、淋巴瘤、小儿神经母细胞瘤等常见恶性肿瘤的治疗方面积累了丰富的经验。他坚守中医、融汇中西,努力在临床实践中探索中西医结合治疗中晚期肿瘤的方法,以严谨创新的思路不断探索和攻克肿瘤治疗中的难题。

针对消化道肿瘤化疗耐药的临床难点,范忠泽教授认为脾虚气滞、癌毒内聚为核心病机,按照健脾理气、解毒散结通腑为法,研制了肠胃清口服液(简称肠胃清),经临床和实验研究证实,具有逆转结直肠癌化疗耐药、减轻化疗不良反应作用;能改善患者脾虚症状、调节肠道菌群失调,保护肠道屏障;有增强非特异性免疫功能,提高患者生活质量、延长患者生存期的作用。基于"未病先防、既病防变"的思想,开展系列研究,前期联合上海交通大学医学院附属瑞金医院等11家医院的多中心研究,发现肠胃清能有效根除幽门螺杆菌(*Helicobacter pylori*,Hp)感染,根除率达到 51.45%。肠胃清能显著改善 Hp 感染患者腹胀、胃痛、嗳气等临床症状,同时与单纯西药组相比不良反应较少。肠胃清对二乙基亚硝胺诱导的肝癌动物模型具有降低死亡率、减少腹水发生率等作用,对肝癌发生和发展有较好的预防作用。

在临床中发现肺癌患者,尤其是老年患者,常多见气虚和阳虚,或气虚、阳虚和阴虚共存,在中医治疗中,范教授注重益气温阳,益气主要是补肺气、益脾气,温阳主要是温肾阳,均取得了较好的临床效果。研究发现,益气温阳法治疗可提高阳虚型肺癌患者的免疫功能,改善症状,延长生存期,相关研究获得 1992 年上海市科技进步奖二等奖。

范忠泽教授治疗小儿神经母细胞瘤得到患儿家属的广泛认可,依据小儿"稚阴稚阳之体、五脏六腑形气皆不足"的特点,以扶正培本为主,顾护肺脾肾三脏为法,应用健脾和胃方(补中益气汤合温胆汤加味)、补肾护髓方(二仙汤合六味地黄丸加味)、补肺健脾方(玉屏风散合补中益气汤加味),取得了保障放化疗顺利实施,保持患儿消化系统功能基本正常,缓解患儿一些神经系统反应,减少复发、延长完全缓解期的效果。

肿瘤患者普遍存在负性心理,影响其心理健康和生活质量。"七情内起之郁,始而伤气,继必及血,终乃成劳"。范教授治疗上重视言行安抚、开导患者,并从心、从肝、从肺、从脾、从肾论治抑郁焦虑状态。

肿瘤患者长期服用中草药,范教授尤其注意预防中药的肝肾毒性,在治疗中酌情加用保护肝肾功能药物,如垂盆草、田基黄、六月雪等;并嘱患者服药后,定期复查肝肾功能等。

自 1995 年起,范教授带领团队采用现代医学的经皮穿刺(Seldinger)技术开展中药介入对恶性肿瘤的特色治疗,先后进行了中药介入治疗中晚期肝癌、胰腺癌、肺癌的临床研究,以及与介入特色治疗相关的单病种质量控制标准研究、疗效标准研究、胰腺癌辨证规律研究及诊疗常规的多次修订。经过十几年的临床实践，先后采用现代医学的药盒埋置技术、支架植入技术等，逐步完善和制定了以中医介入治疗为主的中医综合治疗方案。实践表明，中药介入治疗给肝癌、胰腺癌等晚期肿瘤患者带来更多的临床获益。

范忠泽教授还创立了一些疗效确切的特色品牌：中医扶正法为主治疗小儿恶性肿瘤，以及晚期非小细胞肺癌（non-small cell lung carcinoma，NSCLC）的中医综合诊疗方案等。他研制的海藻消瘤口服液、参冬养阴口服液广泛应用于临床，也取得了良好的社会效益。

2007年以来，范教授每年坚持在新加坡中央医院宝中堂中医门诊部短期坐诊，连续10年，以其卓越的疗效，受到海外广大患者的好评。

范教授不仅治疗患者身体上的疾病，同时也认真化解患者心理上的症结。在门诊，有的患者被确诊患了癌症，便失去了治疗的信心，本应住院却不想住院了。遇到这类患者，范教授一面做患者的思想工作，建立战胜疾病的信心，一面与其家属联系，请家属做好患者的思想工作。在病房，范教授不仅自己身体力行，而且要求身边的医生、护士，既要观察患者的生命体征，又要关注患者的心理变化，及时化解患者心结，有效防止患者自杀事件。

四、学术传承

范忠泽教授共培养硕士研究生2名，博士研究生12名，博士后1名。在范教授的悉心培养下，其中1人被评为上海市优秀博士生，1人被评为上海市优秀毕业生，2人被评为上海中医药大学优秀毕业生，1人获博士优秀论文一等奖（第一名），1人获2013年全国中医肿瘤年会优秀论文三等奖。获上海中医药大学优秀学位论文一等奖1人，二等奖1人，三等奖2人。5名博士成长为所在医院学科带头人，1名博士担任公司大区经理，5名博士曾去美国深造学习。

博士研究生邓皖利，主任医师，博士研究生导师，全国优秀中医临床人才，上海中医药大学附属普陀医院肿瘤中心主任、中医肿瘤科主任、中医教研室主任，兼任中国抗癌协会中西整合肺癌专委会副主任委员、中国中医药研究促进会肿瘤分会副主任委员、中国中医药研究促进会伊尹文化传承发展分会副会长、世界中医药学会联合会肿瘤经方专业委员会常务理事、上海市抗癌协会大肠癌专业委员会委员、上海市中医学会肿瘤分会常务委员、中国老年学和老年医学学会肿瘤康复分会委员等。历年主持并完成国家自然科学基金地区项目1项,上海市科学技术委员会基金1项,并参与国家自然科学基金项目、省部级项目5项,申请及授权国家发明专利1项,先后发表国内外论文90余篇,参编医学专著5部,副主编1部,研究成果获得上海市中西医结合科学技术二等奖,中华中医药学会科学技术三等奖。

博士研究生陆海,毕业后在上海市普陀区中心医院肿瘤科/范忠泽工作室从事临床医疗相关工作。于2012年2月至今,先后就职于诺华制药、恒瑞制药、信达生物、齐鲁制药医药公司工作,从事药物研发、市场营销相关工作。目前就职于齐鲁制药,任肿瘤市场部负责人。兼任中国临床肿瘤学会(CSCO)转化医学专业委员会委员。

博士研究生肖海娟,第四军医大学博士后,陕西中医药大学附属医院肿瘤医院三病区主任,主任医师,硕士研究生导师,瑞士日内瓦拉图医院访问学者,陕西省优秀中医临床人才。兼任中国医疗保健国际交流促进会中医药临床研究分会副主任委员,中国抗癌协会中西整合脑胶质瘤专委会副主任委员,中国抗癌协会中西医整合肿瘤专业委员会委员,中国中药协会消化病药物研究专业委员会委员,中国中药协会肿瘤药物研究专业委员会委员,陕西省中西医结合学会第1届肿瘤姑息治疗专业委员会常务委员,陕西省抗癌协会第1届整合肿瘤临床免疫分会常务委员,陕西省中西医结合学会第1届肿瘤康复专业委员会常务委员。主持国家自然科学基金课题2项,陕西省自然科学基金课题2项,中国博士后自然科学基金课题1项,高校创新团队课题1项,先后发表国际、国内核心期刊论文50余篇。

博士研究生王炎,上海中医药大学附属曙光医院肿瘤科主任,肿瘤研究所所长,研究员,博士研究生导师,博士后合作导师,国家青年岐黄学者,国家优秀青年基金获得者。兼任中国抗癌协会中西医整合肿瘤专业委员会常务委员,世界中医药联合会肿瘤精准医学专业委员会常务委员,上海市中医药学会肿瘤分会常务委员,中华中医药学会青委会委员,中国中西医结合学会科研院所工作委员会委员,上海市中西医结合学会肿瘤专业委员会委员等。长期从事中西医结合防治肿瘤的临床和基础研究,主持国家自然科学基金项目5项,省部级课题7项。以第一和通讯作者在 *Nat Commun*、*APSB* 等国际核心期刊发表论文40余篇,副主编专著2部。申请国家发明专利12项,授权4项。获上海市科技进步奖二等奖,教育部科学进步奖二等奖,上海市女医师协会第3届"医树奖",中华中医药学会李时珍医药创新奖等奖项。入选上海市曙光计划、上海市青年拔尖人才、上海市青年科技"启明星"、上海市卫生计生系统优秀学术带头人等人才计划。获上海市第3届"医树奖"青年临床医学科技创新奖。

博士后张斌,医学博士,主任医师,复旦大学附属中山医院青浦分院感染科主任,硕士研究生导师。兼任上海市医院协会传染病医院管理专业委员会委员,上海医学会传染病分会郊区分会委员、副组长,上海市中西医结合肝病分会委员,上海市医疗事故鉴定专家库成员,中国中医药研究促进会常务委员及区内科学组委员。区学科带头人及区传染病质控组长。2008年在上海中医药大学博士后流动站从事"健脾解毒方延缓肝癌发生的作用及机制"研究,合作导师范忠泽教授。参与国家自然科学基金项目研究2项,发表论文40余篇,其中SCI收录论文3篇,参编医学专著4部,获得军队科技进步奖三等奖2项,优秀论文奖5项。

2012—2014年范忠泽教授担任上海市名老中医学术经验研究工作室指导老师,以完善"全身扶正、局部治癌"学术思想的总结,提高临床科室中医内涵,弘扬中医特色,培养高层次中医药人才为目标,培养本院及外院学术继承人7名,现均成长为学科带头人或业务骨干。

2018年起范忠泽教授又担任上海市名中医范忠泽普陀传承工作室指导老师,为上海市普陀区中心医院、上海市普陀区人民医院和上海市普陀区甘泉社区卫生服务中心培养继承人7名。继承人总结范忠泽教授的临床经验,发表论文多篇,整理出版了《宝中堂医案集——上海市名中医范忠泽新加坡临床医案精粹》。

2021年上海市名中医范忠泽普陀传承工作室进入第2轮建设,为上海市普陀区中心医院、上海市普陀区人民医院、上海市普陀区甘泉街道社区卫生服务中心、上海市普陀区真如镇街道社区卫生服务中心、上海市浦东新区迎博社区卫生服务中心和复旦大学附属中山医院青浦分院培养继承人11名。

范忠泽上海市工作室名中医工作室一期建设负责人孙珏,主任医师,硕士研究生导师。担任中国中医药研究促进会肿瘤分会副会长、上海中医药学会肿瘤分会副主任委员、上海中医药学会血液病分会副主任委员、上海中西医肿瘤分会副主任委员、上海市中医药学会综合性医院中医科发展研究会副主任委员、上海中医药学会理事、上海市食疗研究会理事等。作为第一完成人获得中华中医药学会科学技术奖三等奖,作为第二完成人获得中华中医药学会科学技术奖二等奖、上海中西医结合科学技术奖二等奖、上海医学科技奖二等奖、上海市科技进步奖三等奖等。

孙珏主任作为新加坡注册中医师,被驻诊的中新政府合作门诊宝中堂评为"优秀医师",被评为2000年度上海市卫生系统文明职工,3次获上海市普陀区"记大功"奖励,获"上海市普陀区十佳女科技工作者称号""上海市普陀区女科技工作者第二届巾帼建功"三等奖、上海市普陀区卫生系统"白衣天使杯"劳动竞赛先进个人、上海市普陀区"华佗奖"提名奖、上海中医药大学系统"优秀科主任"等。

上海市名中医范忠泽普陀传承工作室负责人石晓兰,医学硕士,主任医师,教授,硕士研究生导师。上海中医药大学附属普陀医院资产管理部主任,曾任医院教育规培科科长,纪检监察室主任,肿瘤中心办公室主任。兼任中华中医药学会肿瘤分会委员、上海中医药学会肿瘤分会委员、全国中医药高等教育学会临床教育研究会理事会理事、世界中医药学会联合会中医临床思维专业委员会常务理事、中国中西医结合学会教育工作委员会委员、上海中医药学会继续教育分会常务委员、中华中医药学会继续教育分会委员。主持或参与市局级、国家级科研项目10项,以第一或通讯作者在核心期刊发表论文30余篇,SCI收录论文2篇,主编教材、专著3部。入选上海中医药大学后备业务专家培养计划及上海市普陀区学科带头人培养计划。

2022年国家中医药管理局确定范忠泽教授为第7批全国老中医药专家学术经验继承工作指导老师,陈彬和张瑞娟为继承人。

陈彬,医学硕士,副主任医师。第7批全国老中医药专家学术经验继承人。兼任中国抗癌协会中西医整合肿瘤专业委员会、中国抗癌协会胃癌专业委员会、中国抗癌协会大肠癌专业委员会委员,上海市抗癌协会传统医学专业委员会青年委员。毕业于上海中医药大学,不列颠哥伦比亚大学访问学者。主持市局级课题4项,发表学术论文10余篇。从事中医药防治恶性肿瘤的临床工作10余年,作为上海市名中医范忠泽工作室成员之一,长期跟随范忠泽教授抄方,耳濡目染,对其提出的"全身扶正、局部治癌"的学术思想具有较为深刻的认识和体会。

张瑞娟,医学博士,副主任医师,第7批全国老中医药专家学术经验继承人。兼任中国中医药研究促进会肿瘤分会青年委员会委员,上海市中医药学会第五届肿瘤分会委员,中国中西医结合学会第六届肿瘤专业委员会青年委员,上海市传统医学工程协会肿瘤专业委员会常务理事。毕业于上海中医药大学,博士师从上海市名中医范忠泽教授,从事中医肿瘤临床工作 10 余年,并长期跟师抄方,学习临床经验,领悟"全身扶正、局部治癌"的学术思想。主持局级课题 3 项,获科研成果 3 项,发表学术论文 30 余篇,参编专著 6 部,入选第三批上海市普陀区卫生系统后备人才培养计划。

五、医德医风

范教授从医 40 余年,对医术精益求精,对医疗工作极其负责,对患者充满关爱。

他高度重视医德修养,极为推崇唐代名医孙思邈在《千金要方》中题为"大医精诚"的论述,不仅用以自我鞭策,而且用以教育医务人员和身边的学生。孙思邈关于"博极医源""精勤不倦""用心精微""大慈恻隐""无欲无求"等一系列医学道德的精辟阐述,无一不是范教授医学人文精神的真实写照。

范教授曾任院长、所长、科主任多重职务,然而在他的内心,首先是一名主任医师。无论行政、科研、教学任务多么繁重,他始终坚持查房和门诊。他耐心倾听患者陈述,仔细检查患者的体征,在全面检查分析病情的基础上进行精心治疗。除了主任查房日,一上午 50 多位患者全部仔细查房,平时还经常巡视病房,观察重点患者的病情变化。因会诊和抢救需要,他经常在节假日、双休日赶到病房,及时解决临床难题,挽救患者的生命。看到范教授放弃休息抢救患者,患者及其家属犹如盼到救星,内心感激万分,不少患者纷纷称范教授为"救命恩人"。

范教授的医德医术在患者中留下极好的口碑。大量患者慕名前来求治,包括许多外地、外区的患者。为了满足患者的就医需求,工作再忙,即使自己生病,他都坚持提前来到诊室开始工作,往往从早上 7 点多一直忙到下午一二点,误了吃饭,落下了胃病。有时胃病犯了,嚼几粒胃药,一直坚持到看完所有患者。

看着患者为他的专家门诊起早摸黑地排队,范教授实在于心不忍。当他听说"黄牛"肆意倒号,给患者增添了额外的负担,立即决定取消挂号限制,彻底堵了"黄牛"们的不法牟利之道。为了让所有患者都能够看到他的门诊,他一方面把专家门诊看不完的患者带到病房去看,另一方面把晚来挂号的患者安排到普通门诊时间为他们诊治。有时,患者病急投医,直接找到病房请他诊治,他从不以不是门诊时间而推辞,总是挤时间让患者得到及时诊治。这样一来,范教授自己的工作负担加重了,但是为了患者他感到值得。

范教授很多年如一日始终坚持廉洁行医。对于患者,他唯一愿望的是治愈他们的疾病,延长他们的生命,减少他们的痛苦,并无其他欲求。对于患者的馈赠,则一概婉言谢绝。对于经济状况特别困难的患者,他曾多次带领医务人员开展献爱心募捐活动。他还在门诊多次为患者垫付医疗费,好几次患者还他钱时,他都忘了何时借给患者的。有一次患者的钱包被偷,急得直流眼泪,范教授见状立即掏出几百元让患者先去配药。范教授急患者之所急,全心全意为患者服务的高尚医德得到无数患者的交口称赞,来自患者的大量锦旗、表扬信、匾额、字幅是对范教授最真挚的感谢。2003 年范教授获得上海市普陀区卫生系统"高尚医德奖",2009 年获得上海市卫生系统第四届"高尚医德奖"提名奖。(韩建宏)

目　　录

上篇　学术思想

范忠泽教授从医近 50 载,长期从事中医临床工作,以中医肿瘤的临床和科研见长,学术上以导师刘嘉湘国医大师的"扶正治癌"学术思想为指导,在恶性肿瘤临床治疗中充分实践"扶正法",拓展了这一治法的治疗内涵及临床疗效,并善将现代医学之术为中医所用,在长期的实践中逐渐形成了辨治肿瘤的临床特色。

一、倡导全身扶正、局部治癌

(一)治癌重辨证,扶正是关键

辨证论治是中医认识疾病、治疗疾病的基本原则,是将四诊(望、闻、问、切)所收集的有关疾病的各种现象和体征,在中医理论指导下,加以分析、综合、概括,判断为某种性质的"症候"。辨证是确定治疗的前提和依据,论治是治疗疾病的手段和方法,也是对辨证是否正确的检验。辨证论治的过程,就是认识疾病和解决疾病的过程,是理论和实践相结合的体现。

范忠泽教授认为肿瘤是全身疾病的局部反应,在治疗上应突出辨证论治,在临床应用时,常以八纲辨证、气血辨证、脏腑辨证为主。要辨明阴阳气血盛衰、脏腑经络虚实、主症及兼症等,然后制定治疗方法。但因肿瘤病因复杂,在病机和症候表现上有其特殊规律,因此,范忠泽教授除运用辨证论治之外,还结合不同肿瘤的特点进行辨病治疗。

肿瘤的发病原因可概括为外因和内因。外因指六淫、饮食所伤以致邪毒蕴结于经络脏腑;内因为正气虚弱、阴阳失调、气血运行失常、脏腑功能失调。正气虚损是形成肿瘤的内在依据,邪毒外侵是形成肿瘤的条件,正如《医宗必读·积聚篇》曰："积之成者,正气不足,而后邪气踞之",《黄帝内经》云:"正气存内,邪不可干""邪之所凑,其气必虚",《诸病源候论》载有:"积聚者,由阴阳不和,腑脏虚弱,受于风邪,搏于腑脏之气所为也",《外证医案汇编》指出:"正气虚则成岩"[1],在肿瘤的发生、发展中始终伴随着不同程度的正气不足。国医大师刘嘉湘主张扶正是根本,祛邪是目的,扶正之中寓于祛邪,祛邪之中意在扶正。《医宗必读》说:"正气与邪气,势不两立,一胜则一负",正气充足,足以抵抗外邪,才能正气战胜邪气,邪去正安,才能"治病留人"。对于不同肿瘤的病因,范教授认为消化道恶性肿瘤病因虽可有肝气郁结、饮食所伤,但脾胃虚弱是病机的中间环节,不管是脾胃虚寒,还是胃阴不足,均可致脾胃运化失常、气机不畅,痰凝、血瘀等病理产物结聚而发生肿瘤;肺癌病因虽由外邪和烟毒所致,但都是通过损伤肺气、肺阴,宣降失司,津液不布,痰聚瘀血互结形成肿块;乳腺癌虽由七情所伤,但抑郁伤肝、思虑伤脾,致肝经血气枯槁、痰气郁结所致;手术治疗大伤元气,放疗大伤气血津液,化疗大伤元气及肝肾精血,等等。凡此种种,充分说明正气虚弱贯穿于肿瘤的发生、发展、治疗全过程。

现代医学认为恶性肿瘤的发生与机体防御功能减退,尤其是细胞免疫功能减退有关,而肿瘤生长或放化疗治疗中都会引起免疫功能的降低,这也符合《黄帝内经》"邪之所凑,其气必虚"的观点。国医大师刘嘉湘首创"扶正治癌"的学术思想,几十年的临床实践证明扶正培本是治疗肿瘤的大法,根据气血阴阳的不足分别施以益气健脾、温肾壮阳、养阴生津、滋阴补血等法则,以调节人体气血阴阳和脏腑经络的生理功能,提高机体的抗病能力,增强免疫功能,从而达到缓解病情、抑制肿瘤的目的。

范教授指出,虽然目前肿瘤因虚致病已形成共识,但临证时滥用补药往往事与愿违,一般癌症具有从癌前病变时的轻微正虚,发展过程中的正虚邪实,到后期的正气极度虚弱的特殊规律,还必须兼顾每个人的体质和合并症。辨证切记明确辨别虚之多少、虚之脏腑、夹杂之证,同时考虑其他抗肿瘤治疗带来的致虚因素,"虚则补之"为其治疗大法则。依据机体阴阳平衡、气血通畅、脏腑功能协调的中医整体观念、辨证论治原则,才能在减轻恶性肿瘤患者的临床症状、提高生活质量、延长生存期方面发挥祖国医学的独特优势。(石晓兰)

(二)治癌先扶正,健脾理气为大法

"扶正治癌"理论指导下的中医综合治疗方法,对恶性肿瘤发病过程中免疫系统的免疫清除、免疫平衡及免疫逃逸等阶段均有一定的干预作用，同时也有延缓衰老的作用。扶正不但能增强机体的抵抗力，而且能够抗肿瘤，是肿瘤治疗的根本大法[2]。肿瘤的发病有各种各样的外界致病因素，但归根到底，取决于人体内环境的失衡，脏腑、经络等的功能失调，即"内虚"，而在各种"内虚"中，脾胃虚弱又是最重要的病理基础。《圣济总录·积聚门》提到："脾胃虚弱，饮食累伤，积久不去，结在腹内，与正气交争则心腹硬痛，妨害饮食，肢体消瘦；以手按之，积块有形，谓之食癥"。脾胃位于中焦，脾之功能主运化、主统血、主升清、主四肢肌肉，与胃互为表里，为后天之本，对维持生命起了重要的作用，其盛衰与他脏功能密切相关，无论是心脾两虚之血虚为病、肺脾两虚之气虚为病、肝郁脾虚之气机为病、脾肾两虚之精血为病，都显示其病性主要以虚为主。《脾胃论》重视脾胃作用，认为"元气之气充足皆由脾胃之气无所伤""脾胃之气既伤而元气亦不充，而诸病之所由生也"。因此，从脾胃入手，调整患者全身状况，调动其内在抗病能力，既是健脾理气法治疗肿瘤的特点，也是健脾理气法治疗肿瘤的理论依据。事实证明，脾气虚也是肿瘤发生、发展的重要因素，而气机调畅是脾胃行使正常功能的必要前提，中焦是气机升降枢纽，肿瘤患者由于全身脏腑功能的减退或放化疗等原因，脾胃运化功能往往欠佳，所以"扶正治癌"的重要内涵是时时注意顾护胃气，循序渐进，缓以图功，不能用胃过度，损伤脾胃；调畅气机也是治疗的重要一环，理气药性多偏温，使补而不滞、寒而不伤胃。所以在临床上，健脾理气法是"扶正治癌"的重要内涵之一。早在20世纪80年代，于尔辛等将肿瘤接种到脾虚模型的动物身上，发现脾虚动物的肿瘤生长有一定的特异性，荷瘤后体内代谢、血液黏滞性及免疫功能都发生了一系列的改变。使用健脾益气中药后，在一定程度上能减慢肿瘤生长，延缓恶病质出现，延长生存期。这一研究结果表明，健脾理气中药对荷瘤脾虚动物模型体内的一系列变化具有广泛的调节作用，维持了宿主内环境的平衡[3]。大量研究表明，健脾理气法能够抑制肿瘤的发生、发展，延长患者生存期，减轻消化道反应和放化疗引起的骨髓抑制，改善造血功能，还能够调节患者的免疫功能[4]。（石晓兰）

（三）治疗儿童神经母细胞瘤，注意顾护肺脾肾

根据国际癌症研究机构2020年统计数据，全球约28万儿童和青少年被确诊为肿瘤，其中近11万儿童因肿瘤而死亡。全球儿童肿瘤发病率统计显示，儿童常见的肿瘤类型包括白血病（32%）、中枢神经系统肿瘤（20%）、淋巴瘤

（12%）、神经系统肿瘤（7%）等。神经母细胞瘤（neuroblastoma，NB）主要由肾上腺、颈部、胸部或脊髓来源的神经母细胞发育异常形成。神经母细胞瘤通常发生于婴幼儿期，在 0～4 岁的儿童中发病率高达 12.5%。其临床预后差异较大，低危 NB 患者预后较好，5 年生存率可达 90%，而约 60% NB 患者为高危组，预后较差，5 年生存率低于 50%[5]。

中医学认为小儿阳气当发，生机蓬勃，生长发育迅速，故称小儿为纯阳之体。《颅囟经》："三岁以内，呼为纯阳"，《小儿药证直诀》："小儿纯阳，无烦益火"。又称小儿脏腑娇嫩，形气未充，是因为小儿五脏六腑娇弱，不耐攻伐，其形态结构、四肢百骸、筋骨肌肉、气血津液、气化功能等均未充实和成熟。五脏六腑的形和气皆属不足，但尤以肺、脾、肾三脏不足为突出。《素问·五脏生成论》："诸气者，皆属于肺"，《医门法律·明胸中大气之法》："肺主一身之气"，《类经·脏象类》："肺主气，气调则营卫脏腑无所不治"。然小儿肺脏娇嫩，其气未充，主气功能未健，故易肺气虚。《类经·脏象类》："脾主运化，胃司受纳，通主水谷"，《医宗必读·肾为先天本脾为后天本论》："一有此身，必资谷气，谷入于胃，洒陈于六腑而气至，和调于五脏而血生，而人资之以为生者，故曰后天之本在脾"，然小儿初生，脾禀未充，胃气未动，运化力弱，故脾常不足。肾为先天之本，主藏精，内寓元阴元阳，人之生身源于肾，生长发育基于肾，生命活动赖于肾。《类经附翼·求正录》："命门水火，即十二脏之化源。故心赖之，则君主以明；肺赖之，则治节以行；脾胃赖之，济仓廪之富；肝胆赖之，资谋虑之本；膀胱赖之，则三焦气化；大小肠赖之，则传导自分"，然小儿先天禀受肾气未充，故肾常虚。《温病条辨·解儿难》："稚阳未充，稚阴未长者也"，所谓"稚阴稚阳"就是对小儿脏腑娇嫩、形气未充的总结。

范教授认为神经母细胞瘤的病因分为先天、后天因素。①先天因素：即胎产因素，若其母妊娠及分娩期间不注意养胎护胎，而感受邪毒，并遗留胎儿，便导致毒与血结，久则成瘤。《幼幼集成》："儿之初生有病，亦惟胎弱、胎毒二者而已矣"，《格致余论·慈幼论》："儿之在胎，与母同体，得热则俱热，得寒则俱寒，病则俱病，安则俱安"。②后天因素：由于小儿脏腑娇嫩，形气未充，正气不足，易受外感六淫、邪毒侵袭、饮食失节、情志所伤、接触有毒之品等，导致正气不足或气血运行不畅，痰凝气滞血瘀，亦聚而成瘤。《素问·刺法论》谓："正气存内，邪不可干"，《医宗必读》曰："积之成者，正气不足，而后邪气踞之"。范教授临床结合小儿稚阴稚阳体质，运用中药治疗儿童神经母细胞瘤，疗效颇佳。其以扶正培本，

顾护肺脾肾三脏为治疗原则而治之。(张瑞娟)

(四) 治疗老年人肿瘤,重在扶正调理

据 2022 年国家癌症中心发布的统计数据显示,男女癌症新病例峰值均在 60~79 岁。在全球范围内,由于人口老龄化的加剧,预计 2040 年相比 2020 年,癌症负担将增加 50%,届时全球新发癌症病例数将达到近 3 000 万。现代研究证实恶性肿瘤在老年人群发病率较高,这与老年人维持生命的功能不断衰退、免疫功能降低等有关。中医学认为老年属残阴残阳之体,"虚若风烛、百病易攻",意指老年人五脏俱虚、阴阳失调,易患各种疾病。由于老年肿瘤患者身体器官渐趋老化,功能减退,往往合并重要脏器功能损害、多种慢性疾病,临床上由于老年人脾胃运化功能减弱,加上肿瘤的消耗,老年癌症常常首发症状是恶病质,多不能接受或耐受常规治疗方法。范教授总结了老年肿瘤患者生活状态差、肿瘤发展相对较慢、合并慢性病多的特点,提出老年肿瘤的治疗必须以"扶正"为主,中医临证需注意以下几方面:①辨病与辨证相结合,重辨证;②重扶正培本轻祛邪攻伐;③重生活质量轻肿瘤大小;④重中医中药但不弃西药;⑤重主病治疗、更重老年病和并发症的处理。为老年肿瘤患者制定治疗方案时一定要考虑其特殊体质,在保护全身功能的前提下兼顾治疗局部肿瘤,临床可以小剂量静脉或口服化疗配合中医治疗,小剂量化疗配合中药经动脉介入治疗以提高局部浓度、减轻全身反应,等等。中医治疗对局部肿瘤的直接杀伤力较弱,但长于对整体失衡状态的调整,可通过提高机体本身的免疫力而抑制肿瘤的发展,同时通过整体调治缓解老年慢性病,使老年患者带瘤延长生存期,保证一定的生活质量。(韩建宏)

(五) 治疗妇科肿瘤,调补肝肾为要

常见的妇科恶性肿瘤有宫颈癌、卵巢癌、子宫内膜癌、外阴癌等。近年来,在发达国家和许多发展中国家妇科肿瘤的发病率和病死率逐年升高,且呈年轻化趋势。据全球癌症流行病学数据库统计数据显示,2022 年全球 66 万宫颈癌新发病例及 34.18 万宫颈癌死亡病例,新发卵巢癌 324 398 例,其中死亡 206 839 例。美国 2022 年子宫内膜癌新发病例 69 590 例,死亡 12 550 例[6]。子宫内膜癌发病率和病死率升高主要与人口老龄化、代谢性疾病发病率升高、不孕不育患病率增加以及婚育年龄推迟等相关。

妇科肿瘤属于中医学"癥瘕""石瘕""积聚""鼓胀"等范畴。虽然其发病原因复杂，但不外乎正虚邪实、内外之因合而为病。主要是正气虚弱，冲任虚损，外感湿邪，毒邪凝聚，阻塞胞络，日久成块。

范教授认为，在五脏中，妇科恶性肿瘤与肝、肾两脏的关系极为密切，卵巢、子宫、肝、肾皆位于下焦。此类疾病发于女性，且好发于更年期，女子以肝为先天，肝藏血，主疏泄，百病生于气也，女子多愁善感，肝郁气结，气机疏泄失常，血液运行不畅，瘀血内生，蕴结成积；或气机疏泄失常，水液运行不畅，痰湿内生，阻于冲任，蕴结成积；或气机疏泄失常，又遇外邪，留恋下焦，日久成积。故肝郁是主要的病机之一。肾为先天之本，肾藏精，主生殖，生殖系统的疾病多与肾虚关系密切，肾阴、肾阳、肾气的亏虚皆能使邪毒乘虚入侵，虚实夹杂，形成肿瘤。卵巢、子宫属于女子胞，与冲任二脉的关系密切。冲、任二脉起于胞中，下出会阴，与全身经络相联系，与肝肾二脉循行密切相关，冲任隶属于肝肾。"冲为血海"，调节十二经脉的气血，"任主胞胎"为人体的阴脉之海。冲任二脉在肾气推动、肝气疏泄下，将人体的精血输注至胞宫。

在妇科恶性肿瘤的治疗中，范教授十分强调肝肾的重要性，故调补肝肾贯穿于大部分的妇科肿瘤患者中。（顾芳红）

（六）重心理疏导，助扶正之效

癌症患者抑郁症的发病率高于正常人群。据有关统计资料显示，癌症患者抑郁症的发病率为正常人群的 2～4 倍，高达 20%～50%。心理、社会干预和药物治疗显示对癌症患者的抑郁症状有改善作用。情志在中医学属于"神"的范畴，是人们对客观外界事物和现象的一种内心体验，反映了人的精神情志活动，对于人的健康与疾病，《黄帝内经》非常重视精神因素的作用："志意和则精神专直，魂魄不散，悔怒不起，五脏不受邪矣"。《灵枢·本藏》曰："精神不进，志意不治，故病不可愈"。说明从疾病的发生来看，人体脏腑功能正常，气血津液充盈，正气旺盛，则卫外固密，抗病修复能力强，邪气难以为患，情志致病就是通过对内脏气血的影响，尤其是对脏腑气机的调节方面。情志状态与正气密切相关，情志和调则五脏安和，气血调畅，疾病不起。《济生方·积聚论治》云："忧、思、喜、怒之气，人之所不能无者，过则伤乎五脏，留结而为五积"。现代医学认为神经内分泌免疫网络在情志活动中发挥着重要作用，情志致病是通过刺激神经内分泌系统，影响神经递质和激素的水平及作用，进而使机体免疫力降低。因此，现代医学的研究成果印证了中医学情志致病理论的科学性。《灵枢·师传》所述:"告之以其败,语之以其善,导之以其所便,开之以其所苦"之旨,即系治神的方法。临床上肿瘤患者患病后常见恐惧、焦虑、无望,范教授指出,肿瘤患者是特殊的群体,医生不仅要有医术,更要有仁心,心理治疗必须与其他抗肿瘤治疗并驾齐驱才能提高患者自身的抗癌能力,治疗才能得到满意效果,辅以体贴入微的关怀、针对性的语言疏导、设法解除患者心中的疑虑、顾忌、执着、愤怒和恐惧等思想,使其心神安定,激发其正气抗病的能力,发挥患者自身对疾病的调控作用,治疗才能收到满意效果。(韩建宏)

(七) 肿瘤"治未病",扶正必为先

"治未病"始见于《黄帝内经》:"夫上工不治已病,治未病;不治已乱,治未乱,此之谓也。夫病已成而后药之,乱已成而后治之,譬犹渴而穿井,斗而铸锥,不亦晚乎"。范教授认为在肿瘤的治疗中,"治未病"可体现在"未病先防、已病防变、愈后防发"。当今西医对肿瘤的防治提倡"早发现、早诊断、早治疗",与中医的"治未病"理念可以说是一脉相承。"未病先防"除了在平时采取适当养生措施,包括运动、气功、按摩、艾灸、情志、饮食、药物等以预防肿瘤的发生,强调对癌前病变采取积极的干预措施,以防转变为癌症。实践证明中医药在治疗肝细胞不典型增生、腺瘤样增生、肝细胞再生结节、慢性萎缩性胃炎、喉乳头瘤、喉角化病、乳腺导管乳头瘤和乳腺非典型增生等癌前病变具有良好的效果,可以部分阻断癌前病变,明显降低癌变的发生率。医学基础研究则从中医药抑制肿瘤生长、提高机体免疫功能、防止肿瘤转移的分子机制等方面进行了一定探讨,取得了一定研究成果。"已病防变"就是根据《金匮要略》"见肝之病,知肝传脾,当先实脾"的理论,对于已确诊的肿瘤,进行积极的治疗,此阶段中医中药可以从提高患者对手术和放化疗的耐受性、促进术后恢复、对放化疗的增效减毒、降低耐药、稳定病灶、减轻症状、提高生活质量、延长生存期等方面进行研究。"愈后防复"就是预防肿瘤的复发、转移,在这个环节可以充分发挥中医优势,采用扶正培本为主的辨证论治原则,增强机体的免疫功能,从而达到预防肿瘤复发和转移的效果。由此可见,中医"治未病"理念应贯穿中医药预防和治疗肿瘤的全过程。而从肿瘤的发生、发展来说,正气亏虚为其首,所以治未病的过程也是充分展示中医以扶正为主治疗理念的过程。(韩建宏)

(八) 创新中药介入局部抗癌，扶正祛邪相得益彰

国医大师刘嘉湘教授 20 世纪 60 年代形成"扶正治癌"的学术思想，目前恶性肿瘤的正虚致病学说已为多数医务工作者所接受。正气亏虚、脏腑功能失调、阴阳气血失常是肿瘤发病之本，气滞、血瘀、痰凝、毒聚等病理产物形成肿块滞留局部，所以肿瘤为病，系全身属虚、局部属实。扶正祛邪为肿瘤治疗必须遵循的法则。范教授认为，扶正调理固然重要，扶助正气、调节脏腑功能、调和阴阳气血，期望失衡的机体向平衡过渡，从而减缓肿瘤的发展、改善临床症状、提高生活质量，但如果肿瘤不能控制，邪气会损伤人体的正气，邪实伤正，正虚为害与邪实为害互为因果，周而复始，如不及时控制终致病情恶化危及生命。扶正与祛邪必须根据疾病的不同阶段、机体不同的病理状态而定，其目的是纠正邪正盛衰，调整阴阳失衡，从而达到"除瘤存人""带瘤生存""治病留人"的目的。肿瘤的治疗法则包括扶正与祛邪相结合、全身治疗与局部治疗相结合，传统的中医全身治疗主要以口服给药为主，而今中药的静脉制剂已广泛运用于临床，传统的中医局部治疗以外敷为主。范教授在 20 世纪 90 年代提出"全身扶正、局部治癌"的学术观点，丰富了中医局部治疗的内涵。恶性肿瘤，特别是肝癌和胰腺癌均系痼疾，据最新统计，2020 年原发性肝癌的全球新发病例共 905 677 例，占所有新发癌症病例的 4.7%，位居第六；死亡患者共 830 180 例，占所有癌症死亡病例的 8.3%，位居第三[7]。根据国家癌症中心发布，2022 年我国原发性肝癌 36.77 万例，死亡 31.65 万例。原发性肝癌是我国 65 岁以下人群的第一大死亡原因，位于恶性肿瘤所致非成熟死亡原因的首位，男性的发病率和死亡率均高于女性[8,9]。胰腺癌是全球第 12 位常见的恶性肿瘤，也是癌症死亡的第 7 大原因，5 年生存率仅为 10%[7]。在过去 25 年中，胰腺癌的全球负担增长了 1 倍，目前在 130 多个国家中居癌症死亡的前 10 位[10]。在中国，胰腺癌在过去十几年中 5 年生存率并没有得到显著提升，仅为 9.9%。在肝癌和胰腺癌治疗上，其局部肿块采用常规治疗方法很难取效，因此在多途径全身治疗的同时，范教授及其团队积极尝试中药经动脉介入治疗肿瘤，在治疗胰腺癌时，根据胰腺癌"整体属虚，局部属实""脾气亏虚，气滞血瘀"的特点，以整体健脾益气扶正，局部活血消积模式治疗胰腺癌。健脾益气用六君子汤为基本方加味，以养正消积，结合介入经动脉药盒灌注连续榄香烯乳注射液针对胰腺癌病灶达到局部攻邪的作用。其具体方法为：采用 Seldinger 技术，经股动脉或锁骨下动脉穿刺，引入导管，在透视下将导管进入

腹腔动脉、脾动脉,血管造影剂造影,了解肿瘤供血情况。胰头癌经胃十二指肠动脉,进入胰十二指肠动脉,胰体尾癌进入胰十二指肠动脉,将留置管放在靶动脉内,最后将导管与埋植于左锁骨下窝或腹股沟皮下的药盒连接。通过药盒灌注榄香烯乳剂 80~100 mL/d,10 d 为 1 个疗程,4 周重复,取得了良好的疗效[11]。

中药介入治疗采用现代高科技的手段,使中药直达病所,开拓中药治疗恶性肿瘤的新途径,以全身化解与局部攻坚相结合,丰富了"扶正治癌"的学术思想和治疗方法。(石晓兰)

二、肠胃清治疗消化道肿瘤的研究

(一)肠胃清治疗消化道肿瘤的临床研究

祖国医学认为肠癌的发病以正虚为本,邪实为标;脾胃虚弱是肠癌发生、发展的根本原因,邪毒内侵是肠癌发生的外部条件。虽然肠癌的瘤灶就局部而言属于邪实,但肠癌属于全身性疾病,瘤灶是全身疾病在局部的表现,人体整体的正气亏虚是其发病最根本的病理状态。因此,在治疗上通过扶助正气,增加机体抗病能力,有效遏制邪毒侵袭,从而达到祛邪的目的。范教授在临证中主张扶正法贯穿肠癌治疗的始终,尤其重视健脾法的应用,认为脾胃虚弱是肠癌发生、发展的关键。《活法机要》云:"壮人无积,虚人则有之。脾胃怯弱,气血两衰,四时有感,皆能成积。"脾为后天之本,气血生化之源,脾气健运,则气血充盈,正气旺盛,营卫条达;脾气虚弱,气血生化乏源,则气血亏损,卫外无能,邪毒易侵,致痰浊内生,营卫壅涩,气滞血瘀,癥积乃成。因此,脾胃虚弱是肠癌发生、发展的基本因素。治疗上应从健运脾胃着手,调整肠癌患者的全身状况,调动其内在抗病能力,在正邪斗争过程中获得转机,遏制邪毒的侵犯,进而祛除邪实。当然,在重视健脾的同时,亦不忘祛邪。在肠癌的发生、发展过程中,邪毒、瘀血、痰凝等是邪实的一面,因此在以扶正为主的同时,尚需分清邪实的不同,分别予以理气活血、清热解毒等祛邪之法,使扶正与祛邪结合,达到抗癌的目的。

范教授在长期的临床实践中发现,70%~80%消化道恶性肿瘤是由脾胃虚弱所致,且贯穿于疾病的始终,包括肿瘤的发生、发展、恶化,而湿毒瘀是其病理产物,气机失常是导致脾胃功能减退的关键,临床上常以益气健脾、理气解毒为主要治则。肠胃清是范教授在长期临床实践中总结的经验方，以益气健脾为主、理气解毒为辅，突出了"扶正治癌"的治癌理念，作为医院的自制制剂已广泛应用于临床 20 多年，在治疗消化道肿瘤、慢性胃炎伴幽门螺杆菌感染、对化疗的增效减毒、预防肿瘤的复发等方面都有较好的疗效，充分体现了中医"异病同治"的治疗原则。

肠胃清全方由生黄芪、党参、木香、猪苓、生白术、预知子、仙鹤草、野葡萄藤、薏苡仁、石见穿、陈皮、红藤等组成。方中以生黄芪、党参益气健脾为君药。黄芪性微温、味甘，功能补气升阳；党参性平、味甘，功能补中益气，二者为治疗气虚之要药。以生白术、猪苓、陈皮、仙鹤草、薏苡仁健脾燥湿为臣药，生白术性温、味甘苦，功能补脾燥湿；猪苓性平、味甘，功能利水渗湿；薏苡仁性微寒、味甘淡，功能健脾利水渗湿；陈皮性温、味辛苦，功能理气健脾燥湿，其配黄芪、党参能健脾益气，配白术、猪苓能燥湿除胀；仙鹤草性淡、味苦，功能调补气血。以木香、预知子、野葡萄藤、红藤、石见穿理气解毒为佐使之品，木香性温、味辛苦，功能行气止痛；预知子性平、味苦，功能疏肝理气；野葡萄藤性平、味甘，功能清热解毒；红藤性平、味苦，功能清热解毒；石见穿性平、味辛苦，功能解毒活血。故本方有益气补脾、燥湿理气解毒的功效。

1. 肠胃清治疗胃癌、肠癌的临床研究

大肠癌及胃癌是临床常见肿瘤，早期以手术治疗为主。对于大多数中晚期患者来说，手术根治机会已失去，而化疗是提高生存质量、延长生存期的主要手段之一，遗憾的是胃肠道恶性肿瘤的化疗效果不甚满意。目前认为制约疗效的关键因素是肿瘤细胞对化疗药物的多药耐药（multiple drug resistance，MDR）。我们在晚期胃肠癌临床研究中，观察中药肠胃清对晚期胃肠癌的疗效及对外周血多药耐药基因 MDR1 mRNA 的影响[12]。将 21 例胃癌和 33 例大肠癌患者，随机分为观察组 28 例和对照组 26 例。观察组采用肠胃清加化疗，对照组则单纯化疗。观察患者治疗前后临床症候、生存质量和 MDR1 mRNA 变化情况；比较两组生存期、毒副作用。研究结果显示：观察组临床症候改善、生存质量提高明显优于对照组（$P < 0.05$）；观察组瘤灶有效率（PR＋SD）高于对照组（$P > 0.05$）；观察组中位生存期（9.5 个月）明显长于对照组（7 个月）（$P < 0.05$）；观察组毒副作用较对照组低（$P < 0.05$）；细胞免疫水平观察组优于对照组（$P < 0.05$）；观察组治疗后外周血 MDR1 mRNA 和 CK20 mRNA 水平均低于对照组（$P < 0.05$）。说明中药肠胃清对胃肠癌化疗有增效作用，其机制可能与逆转肿

瘤耐药有关。

2. 肠胃清治疗大肠癌的临床研究

对于转移性大肠癌(metastatic colorectal cancer，mCRC)，NCCN 推荐以氟尿嘧啶、奥沙利铂和伊立替康等组成的 FOLFIRI、XELOX、FOLFOX 化疗方案是 mCRC 常用一线治疗方案，在一定程度上延长了患者的生存期。由于耐药性及毒性作用不耐受等原因常使患者难以坚持，从而影响疗效。在临床上观察了肠胃清联合 FOLFOX4 方案与单独化疗治疗晚期结直肠癌的疗效和不良反应[13]。将 42 例患者随机分为两组，研究组 21 例采用肠胃清联合 FOLFOX4 方案化疗；对照组 21 例采用单纯 FOLFOX4 方案化疗。比较两组近期疗效、临床受益以及毒副作用。结果显示：近期有效率治疗组为 47.6%，对照组为 35.0%，两组有效率及中位肿瘤进展时间比较无统计学意义($P>0.05$)；两组中位生存时间及 1 年生存率比较，差异有统计学意义($P<0.05$)；治疗组临床受益率为 85.7%，对照组为 55.0%，两组比较差异有统计学意义($P<0.05$)；治疗组白细胞降低、神经毒性、乏力等毒副作用明显低于对照组($P<0.05$)。从临床受益率来看，研究组对改善食欲及体力、增加体重方面均优于对照组，这可能与大多数肠癌患者脾虚密切相关，给予健脾解毒中药能明显改善脾虚证。治疗组的毒副作用明显少于对照组，特别在减少白细胞下降、减轻外周神经毒性和乏力等方面更具优势。研究表明，肠胃清联合 FOLFOX4 方案能有效改善晚期结直肠癌化疗患者的生活质量，降低化疗相关毒副作用的发生率，在提高临床疗效，尤其在延长生存期方面有一定优势。

在随后的一项多中心研究中[14]，将 220 例转移性大肠癌患者随机分为治疗组和对照组，两组均接受 FOLFIRI、XELOX、FOLFOX4、FOLFOX6 方案化疗，治疗组在化疗基础上加肠胃清。比较两组临床客观疗效、生存情况、生活质量、不良反应。结果发现治疗组可评价 95 例患者中无完全缓解病例，部分缓解 29 例，稳定 41 例，客观有效率 30.53%，疾病控制率 73.68%；对照组可评价 87 例患者中无完全缓解病例，部分缓解 24 例，稳定 35 例，客观有效率 27.59%，疾病控制率 67.82%，两组比较无统计学意义($P>0.05$)。治疗组和对照组患者中位无进展生存时间分别为 10.9、7.8 个月，中位总生存期分别为 25.6、19.9 个月，两组比较差异显著($P<0.05$)。治疗后治疗组 KPS 评分提高者 50 例，稳定 30 例，降低 15 例，对照组 KPS 评分提高者 24 例，稳定 29 例，降低 34 例，两组比较有统计学意义($P<0.05$)。治疗后两组部分血液学不良反应比较有统计学意

义,治疗组不良反应低于对照组($P<0.05$)。研究结果表明,肠胃清联合化疗能延长转移性大肠癌的无进展生存时间 3.1 个月,总生存期近 6 个月;提示肠胃清联合化疗对于晚期转移性大肠癌患者,可以提高生活质量,对晚期患者有减轻痛苦、改善生存状态的积极作用。从安全性和减轻化疗不良反应角度来看,肠胃清可以减轻化疗引发的骨髓抑制,降低白细胞、中性粒细胞减少的发生率。

免疫功能降低是导致癌细胞免疫逃逸的重要因素,化疗又是造成患者免疫功能受损的重要原因之一。课题组在临床上进一步观察了肠胃清对大肠癌化疗患者免疫状态的影响[15],将 100 例ⅡA～Ⅳ期大肠癌手术后患者按随机数字表法分为治疗组和对照组(每组各 50 例)。治疗组从化疗当天开始口服肠胃清汤剂,对照组口服等量生理盐水,两组均采用 XELOX 方案化疗,治疗时间为 3 周。3 周后比较治疗前后两组患者外周血细胞、T 细胞亚群、细胞因子和不良反应发生情况。结果发现两组治疗前 T 细胞亚群比较差异无统计学意义($P>0.05$),治疗组治疗后 $CD3^+$、$CD4^+$、$CD4^+/CD8^+$ 比值均下降,$CD8^+$ 上升,与对照组比较差异有统计学意义($P<0.05$)。两组治疗前细胞因子 IgA、IgG、IL-6、IFN-α 比较差异无统计学意义($P>0.05$),治疗后均下降;治疗组治疗后与对照组比较差异有统计学意义($P<0.01$)。两组治疗前白细胞、中性粒细胞、淋巴细胞比较差异无统计学意义,治疗后都降低,治疗组治疗后与对照组比较差异有统计学意义($P<0.01$)。治疗组的骨髓抑制、恶心呕吐、肝肾功能损伤不良反应发生率显著低于对照组($P<0.05$)。该研究说明肠胃清抗结肠癌增殖、侵袭转移与改变 T 细胞亚群、细胞因子数量、增强粒细胞、白细胞、淋巴细胞功能相关。

3. 肠胃清治疗胃癌的临床研究

血管内皮生长因子(vascular endothelial growth factor,VEGF)是肿瘤血管生长的新型肿瘤标志物,是诱导血管形成作用最强、特异性最高的血管生长因子。在多种肿瘤组织中呈高表达状态,在胃癌等多种实体瘤和转移癌患者血液中浓度显著增高,VEGF 与肿瘤的浸润、转移密切相关,可作为判断胃癌预后的指标。将 40 例脾虚痰湿型晚期胃癌患者随机分为治疗组和对照组(各 20 例);对照组予草酸铂、5-氟尿嘧啶(5-FU)、亚叶酸钙(CF),治疗组在化疗基础上同时服用肠胃清。两组均以 4 周为 1 个治疗周期,共治疗 6 个周期。治疗前后检测患者血清 VEGF 水平,评价临床受益、不良反应,并随访 1 年、2 年生存率。以观察肠胃清结合化疗对脾虚痰湿型晚期胃癌患者血清 VEGF 水平、临床受益和生存率的影响。结果发现治疗组临床受益优于对照组($P<0.05$),1 年、2 年生

存率均高于对照组($P<0.05$)。两组治疗后血清 VEGF 水平均明显降低($P<0.05$);组间治疗后比较,差异有统计学意义($P<0.05$)。治疗组骨髓抑制、消化道反应总发生率均低于对照组($P<0.05$)。说明化疗可以降低胃癌患者血清中 VEGF 水平,而肠胃清在此过程中有一定的"增效"作用,治疗组患者消化道反应及骨髓抑制等发生率均低于对照组。表明肠胃清口服液不但能够改善晚期胃癌患者的临床症状,提高患者生存率,而且能够减轻化疗的毒副作用。肠胃清和化疗药物一起使用具有增效减毒的作用,适合脾虚痰湿型晚期胃癌患者的长期治疗[16]。

血管新生在胃癌发生、发展中具有重要作用,血管内皮生长因子受体-2(VEGFR-2)小分子抑制剂阿帕替尼在晚期胃癌的治疗中具有较好的应用前景,但治疗过程中产生的一些不良反应不仅降低了患者生活质量,而且影响后续治疗的依从性。在前期研究发现肠胃清可降低胃癌患者血清 VEGF 水平的基础上,课题组进一步研究了肠胃清联合阿帕替尼对晚期胃癌患者的临床疗效及生活质量的影响[17]。课题组将 62 例晚期胃癌患者随机分为对照组和观察组,每组 31 例,对照组给予阿帕替尼联合安慰剂,观察组给予肠胃清颗粒联合阿帕替尼,28 天为 1 个疗程,连续进行 2 个疗程。检测近期疗效、KPS 评分、中医证候评分、免疫功能指标($CD3^+$、$CD4^+$、$CD8^+$、$CD4^+/CD8^+$)、营养状况指标(TP、ALB、TRF、PA)、不良反应发生率变化。结果发现观察组中医证候总有效率高于对照组($P<0.05$),手足综合征、腹泻发生率更低($P<0.05$)。治疗后,观察组 KPS 评分、$CD3^+$、$CD4^+$、$CD4^+/CD8^+$、营养状况指标高于对照组($P<0.05$),中医证候评分、$CD8^+$更低($P<0.05$)。表明肠胃清联合阿帕替尼可安全有效改善晚期胃癌患者中医证候疗效和生活质量,其机制可能与提高细胞免疫功能及营养状况有关。

(二) 肠胃清治疗消化道肿瘤的基础研究

1. 肠胃清逆转大肠癌多药耐药的系列基础研究

(1) 肠胃清对大肠癌多药耐药的逆转作用及分子机制　在探讨肠胃清对人结直肠癌耐长春新碱(vincristine,VCR)细胞株 HCT8/V 多药耐药逆转作用的体外实验研究中[18],发现实验所采用的人结直肠癌耐 VCR 细胞株 HCT8/V 的耐 VCR 倍数为 20.24 倍,且对 5-FU、顺铂、羟喜树碱和丝裂霉素这 4 种结构和作用机制各异的化疗药物有交叉耐药现象,具有多药耐药性;肠胃清血清处理

HCT8/V 48 h 后,细胞内的 VCR 浓度明显增高,且呈剂量依赖性,说明肠胃清能够逆转 HCT8/V 的耐药现象,逆转 MDR 的机制与通过抑制 YB-1 核转位,进而减少 YB-1 与 MDR1 基因启动子结合来解除 YB-1 对 MDR1 基因的增强作用,减少 MDR1 基因及细胞膜表面的 P 糖蛋白(permeability glycoprotein,P-gp)的表达与逆转 MDR 现象有关。在动物实验研究中,采用人大肠癌耐 VCR 细胞株 HCT8/V 制备裸鼠移植瘤,经肠胃清口服液治疗后,同样发现肠胃清可逆转大肠癌移植瘤对 VCR 的耐药,这种作用与增加瘤体内 VCR 药物浓度、诱导细胞凋亡有关[19]。研究表明,肠胃清可逆转 HCT8/V 的多药耐药现象,其机制与降低 P 糖蛋白的表达从而提高细胞内 VCR 浓度有关;可逆转 HCT-8/V 实体瘤模型对 VCR 的耐药性,可以增加耐药实体瘤内的 VCR 含量并诱导肿瘤细胞的凋亡。

(2)肠胃清对 HCT-8/V 多药耐药的逆转作用机制研究　在肠胃清及其拆方对 HCT-8/V 细胞多药耐药的逆转作用的研究中,课题组发现肠胃清及其拆方均能够逆转 HCT-8/V 细胞株的多药耐药性,其作用与增加细胞内化疗药浓度有关,降低细胞膜 P 糖蛋白的表达是其机制之一。逆转耐药作用强度依次为肠胃清方、理气解毒方、益气健脾方。肠胃清方中益气健脾法与理气解毒法联合应用具有协同增效作用,其中理气解毒法具有重要的作用。

(3)肠胃清对环氧合酶-2(cyclooxygenase-2,COX-2)激活 JNK/SAPK 通路介导肠癌多药耐药的作用研究　在肠胃清对 COX-2/JNK 信号通路介导肠癌多药耐药的研究中[20],课题组发现抑制 JNK 信号通路可下调 HCT8/V 多药耐药细胞 MDR1/P 糖蛋白表达,提高 HCT8/V 细胞内的化疗药浓度,增强 HCT8/V 对化疗药的敏感性;COX-2 通过磷酸化 JNK/SAPK 信号通路 c-Jun 的 Ser-63,Ser-73,激活 JNK/SAPK 信号转导通路介导 HCT8/V 多药耐药性,抑制 COX-2 可以抑制 HCT8/V 细胞 JNK/SAPK 信号通路的激活;肠胃清能够逆转人结肠癌 HCT8/V 多药耐药性,并能抑制 MDR1mRNA、P 糖蛋白表达,提高 HCT8/V 化疗药物浓度;肠胃清可以下调人肠癌耐药 HCT8/V 的 COX-2 表达,并能抑制 HCT8/V 的 JNK 通路 c-Jun 的 Ser-63、Ser-73 磷酸化。进一步阐明了肠胃清逆转大肠癌耐药的作用机制,并明确了 COX-2/JNK 信号通路对大肠癌耐药的诱导机制。

(4)肠胃清诱导多药耐药人结肠癌裸鼠移植瘤细胞凋亡的研究　在肠胃清诱导 HCT8/V 裸鼠移植瘤细胞凋亡的研究中,课题组发现肠胃清对多药耐药人结肠癌裸鼠移植瘤的生长具有明显的抑制作用,并能诱导凋亡,与化疗药联用,其抑瘤效果进一步加强;肠胃清能抑制多药耐药人结肠癌裸鼠移植瘤 MDR1/P 糖蛋白表达,并可上调凋亡相关基因 p53、Bax,下调 Bcl－2。实验表明,通过抑制 MDR1 mRNA/P 糖蛋白表达,上调 p53、Bax,下调 Bcl－2 凋亡相关基因是肠胃清逆转人结肠癌裸鼠移植瘤多药耐药的重要机制之一。

(5) 肠胃清逆转肠癌细胞草酸铂耐药及对铜转运蛋白的影响　为了研究肠胃清逆转肠癌细胞草酸铂耐药及对铜转运蛋白的影响[21],我们通过体内外实验,发现人结肠癌耐药细胞 HCT116/L－OHP 可以通过减少胞内铂药物含量,减少细胞 DNA 内 Pt 含量而对草酸铂耐药,且此过程可能与其铜转运蛋白 hCTR1 表达降低,铜排出蛋白 ATP7A、ATP7B,以及相关蛋白 MRP2、GST－π 表达增多有关。肠胃清可以促进人结肠癌细胞对 L－OHP 的摄入,抑制其对 L－OHP 的排出,增加细胞内 Pt－DNA 加合物含量,从而增加人结肠癌细胞 HCT116 对 L－OHP 的敏感性,逆转其耐药株 HCT116/L－OHP 细胞对草酸铂的耐药性。其逆转人结肠癌细胞耐草酸铂作用可能与上调 hCTR1 蛋白,下调 ATP7A、ATP7B 蛋白表达有关。表明肠胃清能调节铜转运蛋白的表达,下调多药耐药蛋白表达,从而增加肿瘤组织内铂药物含量,同时增加肿瘤细胞凋亡率,从而提高化疗敏感性。

(6) 肠胃清对肠癌草酸铂耐药细胞株逆转作用的 DNA 损伤切除修复研究　为了探讨肠胃清化疗增效的分子机制,采用结肠癌细胞株 HCT116 及耐药细胞株 HCT116/L－OHP,以体内外相结合的方法,观察肠胃清对 L－OHP 抑瘤的增效作用,运用细胞实验观察肠胃清对 L－OHP 的 DNA 损伤的影响,分析 DNA 切除修复途径相关蛋白质的表达水平,进一步探讨肠胃清增效的分子机制[22]。结果发现肠胃清可逆转 HCT116/L－OHP 细胞的 MDR 现象,增加 L－OHP 对 HCT116、HCT116/L－OHP 的抑制作用,其机制可能是肠胃清通过降低细胞碱基切除修复(base excision repair, BER)、核苷酸切除修复(nucleotide excision repair, NER)的能力,抑制细胞 DNA 修复,导致 DNA 损伤加重,干扰 DNA 复制,从而达到增效作用。肠胃清可增加 L－OHP 抑制裸鼠 HCT116/L－OHP 皮下移植瘤的生长能力,在有效治疗剂量中,与肠胃清剂量正相关,对化疗药 L－OHP 有减毒作用。

2. 肠胃清防治肝癌的系列基础研究

肝癌属中医学"肝积""积聚""癥瘕""黄疸""臌胀"等范畴,其病机多为内伤、七情、劳倦、外感六淫、疫疠、脏腑虚损、经络气血不和,而致气滞血瘀,毒瘀内蕴,日久而成,属于正虚邪实。中医学对肝癌早有认识,《灵枢·邪气脏腑病形》有"肝脉……微急,为肥气,在胁下若覆杯"的记载,认为湿热、疫毒等邪气侵入人体,多先伤及脾胃,中焦失运,痰湿内生,土壅木郁,肝气不畅,气血失和。情志失调则肝失疏泄,气机不利,终至脏腑失和。病久邪势未衰,正气已伤,瘀毒内盛,积而生变,致使气、血、湿、热、瘀、毒互结而成肝癌。在整个发病过程中,脾虚作为病理基础之一贯穿始终,肝脾不调,痰、瘀、毒互结则为其主要病机。中药复方肠胃清是根据中医学整体观念和辨证论治的原则,将健脾理气、清热解毒等治法有机结合,在防治肝癌复发、转移以及改善中晚期肝癌患者的症状、提高生存质量及延长生存期等方面具有独特优势。课题组开展了一系列基础研究,初步阐明了肠胃清治疗肝癌及转移性肝癌的相关机制,为其临床推广应用提供了实验依据。

(1) 肠胃清对大鼠肝癌 PI3K/Akt、miRNA 表达机制的研究 为了探讨中药复方肠胃清对肝癌的防治作用,为中药抗肝癌提供理论依据,课题组采用二乙基亚硝胺(DEN)诱发大鼠肝癌,研究肠胃清干预后对 DEN 诱导大鼠肝癌的预防作用及其机制[23]。结果发现采取饮用 DEN 水,并维持 DEN 摄入量 8 mg/(kg·d)连续 12 周,至第 16 周后雄性 Wistar 大鼠肝癌成瘤率可达到 100%,该模型经过肝炎、肝纤维化、肝硬化及肝癌的变化过程,与人肝癌类似。肠胃清对 DEN 诱导雄性 Wistar 大鼠肝癌有较好的预防作用,其中高剂量的治疗效果好于低剂量。研究表明,肠胃清干预肝癌发展的机制可能与其抗肝纤维化、抑制肝癌细胞增殖、诱导肝癌细胞凋亡及抑制肝肿瘤血管生成等有关。miRNA 靶基因分析表明,miR‐199a 在人和大鼠的共同靶点多数与肿瘤发病密切相关,DEN 诱导雄性 Wistar 大鼠肝癌发病与 PI3K/Akt 信号通路激活及 miR‐199a 显著上调有关,肠胃清延缓肝癌发生和发展的作用与下调 PI3K/Akt、上调 p70s6k、下调 miR‐199a 表达有关。

(2) 肠胃清抗肝癌细胞侵袭转移作用的研究 在肠胃清抗肝癌细胞侵袭转移作用机制的实验研究中,课题组发现肠胃清对人肝癌细胞具有增殖抑制作用,该作用呈时效和量效关系。肠胃清可在体外影响人肝癌细胞黏附、侵袭、运动等生物学行为,发挥其抗侵袭转移的作用。实验表明,肠胃清抗肝癌细胞侵袭转移的作用可能与下调人肝癌细胞 VEGF,MMP‐9mRNA 的表达,减少培养上清液中 VEGF,MMP‐9 蛋白表达水平有关。

（3）肠胃清介导 CXCR4/CXCL12 通路对结肠癌肝转移的作用研究　为了观察中药复方肠胃清对小鼠结肠癌肝转移的抑制作用,课题组通过动物实验,进一步从趋化因子受体 4（CXCR4）/趋化因子 12（CXCL12）信号转导通路探讨了肠胃清抑制结肠癌肝转移的作用机制。结果发现肠胃清可抑制小鼠结肠原位癌的生长,并呈剂量依赖性。肠胃清可降低小鼠结肠癌肝转移的发生率,其分子机制可能与下调基质金属蛋白酶（matrix metalloproteinase，MMP）9 的表达有关。肠胃清可降低小鼠结肠癌原位瘤组织中 CXCR4、CXCL12 的表达,并呈剂量依赖性。研究表明肠胃清通过调控 CXCR4/CXCL12 信号转导通路,降低 MMP9 表达,抑制结肠癌肝转移,从而发挥抗肿瘤作用。

（三）抗结直肠癌化疗耐药中药复方肠胃清的临床前研究

中医中药治疗恶性肿瘤有其特色和优势。中医学认为全身正气亏损乃肿瘤转移之根本,局部气血瘀滞、痰毒瘀结是肿瘤转移的关键,扶正固本、活血化瘀、清热解毒、软坚散结是防治肿瘤转移的常用治则。许多临床及实验研究表明,中医药防治肿瘤转移有较好的疗效,其可通过抑制肿瘤的生长,提高机体的免疫力,影响肿瘤转移过程中的各个环节以达到抑制肿瘤转移的目的,但目前国内尚无疗效确切的抗肿瘤转移的中药复方制剂。大肠癌属于中医学"积聚""肠风""下痢""脏毒"等范畴,其发病涉及两方面因素。①外因:多为毒邪损伤肠络,痰瘀凝聚肠道所致;②内因:多为正气不足。健脾解毒活血法是治疗大肠癌最基本的方法。中医药治疗大肠癌,过去多侧重于抑制肿瘤生长,减轻化疗的毒副作用,改善患者生存质量等方面。有关中医药抗大肠癌侵袭、转移等方面的研究,近年有所报道。中医防病治病的特色是辨病与辨证相结合,不同的疾病由于其发病机制不同,虽其证相同,但遣方用药也不相同,因此防止大肠癌转移的中药复方有其固有的特点。中药具有毒副作用相对较小,可长期服用,复方具有多药味、多组分、多靶点的特点,可作用于肿瘤转移中的多个环节,从中药复方中开发抗肿瘤转移的制剂,是开发抗肿瘤转移药物研究的重要方面。

肠胃清由生黄芪、生白术、猪苓、石见穿、野葡萄藤等组成,具有健脾益气、化湿解毒的作用,为上海市普陀区中心医院院内制剂,从 1994 年开始生产并用于胃肠道恶性肿瘤的治疗。2000 年课题组在中国科学院上海药物研究所协助下开展了肠胃清抗肿瘤的实验研究,结果提示:①肠胃清可抑制结肠癌细胞的生长,诱导结肠癌细胞凋亡,影响结肠癌细胞的生长周期;②体内实验表明,肠胃清对 EC 实体瘤、S180 实体瘤的抑瘤率为 16％左右,并可增加荷瘤小鼠的脾脏及胸腺指数。2002 年课题组承担上海市科技发展基金资助课题(项目编号024119073),进行肠胃清抗大肠癌耐药的临床研究。初步研究表明,肠胃清＋化疗组的临床症状改善率,生活质量有效率明显优于化疗组,同时发现,肠胃清联合化疗组外周血多药耐药基因 MDR1 mRNA 及反映大肠癌转移的 CK20 mRNA 水平明显低于化疗组,提示肠胃清有一定抗耐药及抗转移效果。进一步研究表明:肠胃清对小鼠黑色素瘤肺转移模型有明显的抑制转移作用,肠胃清药物血清能抑制结肠癌细胞黏附、运动能力,减少蛋白水解酶 MMP2～MMP9 的分泌。由于中药口服液剂型稳定性较差,2009 年在上海市普陀区卫生系统自主创新科研资助重大项目《抗结直肠癌化疗耐药中药复方新药肠胃清的临床前研究》的支持下,在肠胃清前期临床及实验研究的基础上,课题组以新药肠胃清颗粒剂的研究开发为目标。先后完成了新药肠胃清颗粒剂的提取工艺研究、提取工艺技术条件研究、制剂成型性研究、三批中试产品生产,制剂的质量标准研究、制剂的初步稳定性考察;完成了新药肠胃清颗粒剂的药效学研究,观察到肠胃清方合并化疗药对多种人体肿瘤的生长抑制有明显的相加作用,具有合并用药效应;完成了新药肠胃清颗粒剂的急性毒性研究,观察到小鼠给药组和对照组在体重、耗食量方面未见明显差异。大体解剖观察各脏器未见明显异常改变。本研究在既往工作基础上,改变肠胃清剂型,再次验证肠胃清的抗肿瘤转移效果,同时观察肠胃清的急性和慢性毒性,顺利完成复方新药肠胃清颗粒剂的临床前研究工作,并按照中药新药注册要求进行研究结果的整理与分析,所有研究结果符合申报国家中药新药临床研究的相关材料,为中药复方肠胃清颗粒剂的产业化奠定了基础。

(四) 肠胃清防治幽门螺杆菌感染的相关研究

幽门螺杆菌(*Helicobacter pylori*,Hp)感染是慢性活动性胃炎、消化性溃疡的主要病因,世界卫生组织(WHO)认定 Hp 是胃癌发生的主要致病因子,中药治疗 Hp 感染的研究报道不多,且多偏重于清热解毒的单药研究。范教授在 20 年前提出 Hp 感染的慢性胃炎病理机制为虚实夹杂,主要为脾胃气虚,湿热蕴结;治疗当以扶正祛邪,健脾理气,清热化湿,不能一味使用清热解毒等药物。肠胃清具有益气健脾、燥湿理气、清热解毒的功效,多项临床研究表明肠胃清治疗慢性胃炎伴有 Hp 感染疗效显著,且安全性好。

1. 肠胃清治疗 Hp 感染相关性胃炎的临床研究

在一项纳入 57 例慢性胃炎合并 Hp 感染患者的临床研究中[24]，患者被随机分为治疗组 32 例，对照组 25 例。治疗组口服肠胃清治疗共 2 周；对照组口服西药(奥美拉唑、阿莫西林、甲硝唑)治疗共 1 周。服药后均停药 4 周后，比较两组 Hp 根除率、临床症状改善情况。肠胃清治疗组 Hp 根除率为 77.4%，西药对照组 Hp 根除率为 80.9%，两组差异无统计学意义($P > 0.05$)；肠胃清治疗组临床症状缓解率为 90.3%，西药对照组为 57.1%，差异有统计学意义($P < 0.05$)。

为了比较肠胃清与传统西药"三联"(枸橼酸铋钾、阿莫西林、甲硝唑)疗法治疗慢性胃炎合并 Hp 感染疗效差异，随后的临床研究中，我们将 99 例慢性胃炎合并 Hp 感染患者，随机分为治疗组 51 例，对照组 48 例，分别给予中药肠胃清或西药"三联"治疗[25]。疗程均为 14 d。结果发现，肠胃清对 Hp 的根除率为 78.43%，虽略低于西药"三联"疗法的 83.33%，但差异无统计学意义($P > 0.05$)；而在消除胃脘痛、泛酸、嗳气及脘腹饱胀等症状方面则明显优于西药"三联"疗法($P < 0.05$)，且患者的依从性好，未发生明显不良反应。该研究提示肠胃清具有良好的 Hp 抑制作用，为其治疗慢性胃炎合并 Hp 感染提供了客观依据。

在另一项由上海市普陀区中心医院、上海中医药大学附属曙光医院和上海交通大学医学院附属瑞金医院共同参与的多中心临床研究中[26]，220 例慢性胃炎伴有 Hp 感染患者被分为 4 组：单用肠胃清中药组(A 组)103 例，枸橼酸铋钾加两种抗生素西药组(B 组)50 例，肠胃清联用两种抗生素组(C 组)34 例，肠胃清联用奥美拉唑及两种抗生素组(D 组)33 例。治疗 14 d 后通过比较各组 Hp 根除率、临床症状改善情况、不良反应发生情况等指标，观察肠胃清治疗慢性胃炎伴 Hp 感染的临床疗效。该研究对慢性胃炎伴 Hp 感染的患者进行了两部分用药的观察：一部分观察单用肠胃清与铋剂联用两种抗生素对 Hp 的根除率；另一部分观察肠胃清联用两种抗生素与肠胃清联用奥美拉唑及两种抗生素对 Hp 的根除率。结果发现对 Hp 根除率 A、B、C、D 组分别为 51.46%、72.00%、73.53%、87.88%；对腹胀、胃脘痛、嗳气等临床症状改善，A 组优于 B 组($P < 0.05$)，对嘈杂反酸症状改善，两组间比较无差异($P > 0.05$)。C 组与 D 组均能显著改善临床症状，两组间比较无差异($P > 0.05$)。A 组无不良反应；B 组不良反应发生率为 3.85%；C 组不良反应发生率为 5.71%；D 组不良反应发生率为 8.57%。该研究进一步提示肠胃清单用或联用两种抗生素均对 Hp 感染有疗效并能显著改善患者临床症状，与单纯西药组相比不良反应较少，且具有价格低廉的优势。

2. 肠胃清防治 Hp 相关性胃癌的系列基础研究

（1）肠胃清对 Hp 感染诱发胃癌 NF-κB 信号通路调控机制的研究　在肠胃清抑制 Hp 感染诱发胃癌的机制研究中，课题组发现经口灌喂的 Hp 可长期定植于 C57BL/6 小鼠胃黏膜；Hp 感染 C57BL/6 小鼠可诱发其胃癌的发生，胃癌的发生率为 22.2%；Hp 感染诱发 C57BL/6 小鼠胃癌发生与 NF-κB 信号通路及相关增值凋亡基因 *C-myc*、*CyclinD1*、*Bcl-xl* 有关；肠胃清干预后，可显著降低 C57BL/6 小鼠 Hp 的定植率及胃癌的发生率；实验结果表明肠胃清降低 C57BL/6 小鼠胃癌的发生率与调控 NF-κB 信号通路及相关增值凋亡基因 *C-myc*、*CyclinD1*、*Bcl-xl* 有关。

（2）肠胃清调控 p38MAPK 信号对 Hp 感染胃癌细胞 COX-2 表达的研究　在肠胃清对 Hp 感染人胃癌 MKN 45 细胞的作用机制的研究中，课题组发现 Hp 感染人胃癌 MKN 45 细胞后，COX-2 mRNA 和蛋白表达均显著升高。阻断 p38MAPK 信号转导通路后，Hp 诱导的 MKN 45 细胞 COX-2 mRNA 和蛋白表达均明显下调；肠胃清药物血清以剂量依赖的方式下调 Hp 诱导的 MKN 45 细胞 COX-2 mRNA 和蛋白表达，并能够抑制 Hp 诱导的 p38MAPK 信号通路的活化，且对 p38MAPK 下游转录因子 ATF-2 的活性有明显的抑制作用。表明 Hp 感染能激活 p38MAPK 信号通路和 ATF-2，抑制 p38MAPK 信号转导通路，阻断 Hp 诱导的人胃癌细胞 COX-2 的表达；Hp 通过激活 p38MAPK/ATF-2 信号通路上调 COX-2 启动子的活性，引起 COX-2 的表达增加。肠胃清能抑制 Hp 感染胃癌细胞 COX-2 的表达；能抑制 Hp 诱导的 p38MAPK 通路的激活，对 p38MAPK 的下游转录因子 ATF-2 的活性具有明显抑制作用，具有剂量依赖关系。提示肠胃清通过调控 p38MAPK/ATF-2 信号转导通路，抑制 Hp 诱导的 COX-2 表达，可能是其防治 Hp 诱发胃癌的机制之一[27]。

（3）肠胃清对 Hp 诱发胃癌过程中 COX-2 介导血管新生的调控研究　为了深入探讨肠胃清抑制 Hp 诱发胃癌的作用机制，为其治疗 Hp 相关性胃病提供实验依据，我们用 Hp 标准株悉尼株灌胃的方法建立 Hp 感染 C57BL/6 小鼠诱发胃癌动物模型，通过动物实验进一步研究肠胃清在 Hp 长期感染诱发 C57BL/6 小鼠胃癌过程中对微血管密度（microvessel density，MVD）和 COX-2 的调控作用[28]。结果发现肠胃清低、高剂量组胃癌的发生率分别为

11.1％和10.0％,低于模型组的22.2％;肠胃清低、高剂量组胃黏膜 MVD 分别为 14.61 ± 3.60 和 7.39 ± 1.75 个/cm²,均显著低于模型组的 18.56 ± 2.62 个/cm²($P<0.01$)。模型组 COX-2 mRNA 和蛋白表达明显增加($P<0.01$);肠胃清低、高剂量组均可降低其表达,并呈剂量依赖关系。研究提示 Hp 感染可增加 C57BL/6 小鼠胃黏膜 MVD,促进 COX-2 的表达,可能在 Hp 诱导的胃癌中起到促进作用;肠胃清可减少 Hp 感染引起的小鼠胃黏膜 MVD,抑制 COX-2 的表达,可能是其防治胃癌的重要机制之一。

有关肠胃清抗消化道肿瘤和对 Hp 感染相关性胃炎的临床和基础研究获教育部高等学校科学技术进步奖二等奖 1 项,上海市科技进步奖二等奖 1 项、三等奖 1 项,中华中医药学会科技进步奖三等奖 1 项,上海医学科技二等奖 1 项、三等奖 1 项,上海中西医结合科学技术二等奖 1 项。(张勇 陈彬)

三、中药介入治疗恶性肿瘤

对于中晚期恶性肿瘤,特别是肝癌、胰腺癌,大多伴有明显的器质性和功能性改变,失去了手术机会,而全身化疗和介入治疗是常见的治疗方法,这些治疗方法疗效确切,但肝功能损害、骨髓抑制等不良反应影响了中远生存期及生存质量,不适用于老年及其生活质量差的患者。中药无论是口服还是静脉给药,虽然可改善症状,但药物在肿瘤局部浓度低,对瘤体本身的治疗效果欠佳。中药介入治疗肿瘤是指传统中医药和现代 Seldinger 技术相结合的一种治疗方法,始于20世纪80年代初,发展迅速,除具有一般介入治疗的优势外,尚有低毒的优势,克服了一些晚期恶性肿瘤患者中药口服给药困难的问题,并能解决长期以来抗癌中药全身给药难以在肿瘤局部达到有效抗癌浓度的难题。范教授根据肝癌、胰腺癌的流行病学、生物学特性以及西医治疗的局限性,在思考中医药减轻患者痛苦、提高疗效的过程中,发现在临床中采用中药注射液经动脉介入治疗肝癌、胰腺癌,具有局部浓度高的特点,与化疗相比对病灶有效率相当,且毒副作用轻,能够改善患者的生活质量,延长生存期,扩大了治疗适应证,扩展了中药治疗途径,更好地发挥中药有效低毒的优势。中药介入治疗不仅具有"祛邪不伤正"的特色,也是范教授"全身扶正、局部治癌"学术思想的体现。在这个临床成果的鼓舞下,范教授不断引用现代科学技术的成果,提出了中药经动脉药盒持续灌注治疗肝癌、胰腺癌以维持局部药物浓度的非血管介入技术,从而进一步提高临床疗效,同时开展了中药介入治疗肝癌、胰腺癌的质量控制标准、诊疗规范、疗效评价等研究,在中药介入治疗恶性肿瘤的系统化、规范化研究方面走在了全市乃至全国的前列。

为了进一步提高中药制剂的疗效,在开展临床中药介入临床工作的同时,开展中药介入制剂的研究,以中药低毒有效的特点为前提,成功研制了新型的中药微球和纳米制剂,达到靶向、控释的作用。以中药介入治疗恶性肿瘤为主攻方向的研究在 2009 年和 2010 年分别通过了上海中医药大学和上海市卫生局的中医临床优势专科(专病)建设,并于 2010 年建立了上海中医药大学中西医结合肿瘤介入研究所,开展了大量临床和基础研究,充分体现中医药在中晚期恶性肿瘤治疗中的优势和特点,达到了临床受益和生存期有所突破、研究水平居国内领先的预期目标。有关中医药介入治疗肿瘤的临床和基础研究分别获中华中医药学会科技奖二等奖 2 项,上海市科技进步奖三等奖 1 项,上海市医学科技奖二等奖 1 项、三等奖 2 项,上海中医药科技奖一等奖 1 项,国家发明专利 2 项。

(一)中药介入治疗恶性肿瘤的系列临床研究

1. 中药介入治疗肝癌的临床研究

我国肝癌患者 85％伴有肝硬化,往往失去手术机会。经肝动脉灌注可使肝癌组织药物浓度明显提高,肝癌组织的药物浓度为正常肝组织的 5～20 倍,最终取得疗效。西医将化疗药作为介入药物固然取得了一定的疗效,但由于对肝功能的损害及其他一些毒副作用限制了应用范围。针对肝硬化肝癌及转移性肝癌患者,以及部分肝癌患者不能口服中药的现状,1995 年范教授带领科室成员开展了中药经肝动脉介入治疗肝癌的临床治疗工作,将有效且毒副作用小的中药与介入技术结合在一起,解决了长期以来抗癌中药全身给药难以在肿瘤局部达到有效浓度的难题,使晚期肿瘤患者的临床症状、生活质量得到改善,生存期明显延长,取得了与介入化疗相当的临床结果。

(1)中药消癌平注射液经肝动脉介入治疗晚期肝癌　我们采用 Seldinger 技术经肝动脉介入中药消癌平针剂治疗 29 例晚期肝癌患者[29],所有病例均经病理学或影像学明确诊断。观察治疗前后临床症状、体征、血常规、肝肾功能、毒副作用、瘤灶变化情况。结果发现原发性肝癌患者治疗后,症状、体征的好转率达到 86.05％;转移性肝癌患者的症状、体征好转率为 73.52％。近期疗效评价发现原发性肝癌组治疗后的有效率为 60％,与化疗介入治疗的有效率相当;其中转移性肝癌组的有效率为 55.55％,优于化疗介入治疗。同时中药消癌平针剂介入治疗毒副作用很少发生,仅有轻度发热、关节疼痛和消化道反应,无肝肾功能及造血功能损伤、骨髓抑制等毒副作用。提示中药消癌平介入治疗晚期肝癌,取得了一定的疗效,可以作为一种低毒、有效的常规介入制剂使用。

(2) 中药消癌平注射液经肝动脉介入治疗转移性肝癌 在中药消癌平注射液介入治疗转移性肝癌的临床研究中[30],53 例转移性肝癌患者随机分为中药介入组(消癌平)31 例、化疗介入组 22 例,治疗前后分别观察临床症状、体征变化、瘤灶变化、KPS 评分、生存天数、疗效与毒副作用等。结果提示,临床总有效率分别为 70.97％、40.91％,两组比较有显著性差异($P<0.01$);肿瘤的部分缓解(PR)＋稳定(NC)分别为 67.74％、63.63％,两组比较有显著性差异($P<0.05$);治疗后平均生存分别为 226.07 d、118.38 d,两组比较有显著性差异($P<0.01$);KPS 评分总有效率分别为 80.65％、50％,两组比较有显著性差异($P<0.05$)。而在毒副作用方面,中药介入组基本无毒副作用,化疗介入组则有较大的毒副作用。结果表明,采用中药介入治疗转移性肝癌,可明显改善转移性肝癌患者的临床症状和体征,提高患者的生存质量,缩小或稳定瘤灶,延长患者的生存期,疗效优于化疗介入。中药介入治疗对缓解转移性肝癌的疼痛有较好的疗效,在疼痛减轻的同时,无镇静、麻醉类药物的副作用。

2. 中药榄香烯经动脉介入治疗晚期胰腺癌的临床研究

在中药介入治疗晚期胰腺癌的临床研究中[31],我们以榄香烯灌注和(或)经药泵灌注介入治疗晚期胰腺癌 11 例,与化疗灌注 11 例进行比较,观察临床受益、对瘤灶的影响、对肿瘤标志物的影响、生存期、毒副作用。两组临床受益,中药介入组优于化疗组($P<0.05$);两组瘤灶评判 PR＋NC,中药介入组 8 例、化疗组 9 例($P>0.05$);生存期、中位生存期,中药介入组为 4.8～24.4 个月、9.5个月,化疗组为 3.4～15.2 个月、6.3 个月($P<0.05$);毒副作用,中药介入组明显低于化疗组($P<0.05$)。研究表明中药榄香烯动脉介入治疗晚期胰腺癌与化疗介入相比,对瘤灶的影响与化疗介入相当,在临床受益有效率、生存期和毒副作用方面有明显的优势,为晚期胰腺癌的治疗提供了新的途径。

3. 中西医结合介入治疗老年非小细胞肺癌的临床研究

在中西医结合介入治疗非小细胞肺癌(NSCLC)的临床研究中[32],随机将50 例老年 NSCLC 患者分为中西药组 26 例(采用中药榄香烯加小剂量化疗药介入治疗并内服中药)与化疗介入组 24 例(常规剂量化疗介入治疗),比较治疗前后两组患者临床症状、生活质量的变化及瘤灶、生存期和毒副作用。中西药组与常规化疗介入组相比,两组患者经 2 个疗程治疗后临床症状均明显改善,总有效率分别为 69.2%、58.3%($P<0.05$);两组患者瘤灶变化无显著性差异($P>0.05$);中西药组患者的生活质量明显提高、生存期延长、毒副作用小,与化疗组相比均有显著性差异($P<0.05$)。说明中西药介入治疗老年 NSCLC 能够改善患者的临床症状,提高生存质量,延长生存期,是临床治疗老年 NSCLC 的有效方法之一。

(二) 中药介入治疗恶性肿瘤的系列基础研究

1. 去甲斑蝥素微球的制备及其介入治疗肝癌的研究

课题组前期在国内外首次建立了介入新剂型——靶向、控释制剂:去甲斑蝥素-海藻酸/聚酸酐微球,并探讨去甲斑蝥素-海藻酸/聚酸酐微球介入治疗大鼠肝癌的作用及其机制[33]。通过建立大鼠肝癌模型,将荷瘤大鼠随机分为空白对照组、去甲斑蝥素组、空白微球组、去甲斑蝥素-碘油组和去甲斑蝥素微球组。各组荷瘤大鼠分别经肝动脉注入生理盐水、去甲斑蝥素、空白微球、去甲斑蝥素-碘油和去甲斑蝥素微球,治疗后观察各组大鼠生存时间、肝肿瘤体积和肝肿瘤坏死程度;检测各组大鼠肝肿瘤细胞凋亡指数和肝肿瘤细胞 Ki-67 的表达。发现治疗后去甲斑蝥素微球组大鼠的生存期较其他各组明显延长;肝肿瘤体积小于其他各组;肿瘤生长率和肝肿瘤细胞 Ki-67 的表达明显低于其他各组;肿瘤坏死程度和肝肿瘤细胞凋亡指数均高于其他各组;差异均有统计学意义。说明去甲斑蝥素-海藻酸/聚酸酐微球经肝动脉介入对大鼠肝癌具有较好的治疗作用,其作用机制与栓塞肿瘤微血管、缓慢释放去甲斑蝥素、诱导肿瘤细胞凋亡和下调 Ki-67 的表达,从而抑制肿瘤细胞增殖有关。提示去甲斑蝥素以微球剂型给药,能够栓塞肿瘤血管,靶向分布于肿瘤组织,控释药物,局部浓度提高,代谢时间延长,毒性明显降低,治疗效果显著增强;该研究为中药去甲斑蝥素新剂型介入治疗肝癌奠定了一定的实验和理论依据。

2. 丹参酮ⅡA 纳米粒的制备及其治疗肝癌的研究

为了探讨丹参酮ⅡA 及其纳米粒治疗小鼠肝癌的作用及机制[34],课题组采用乳化溶剂挥发法制备丹参酮ⅡA 纳米粒,将荷瘤小鼠随机分为空白对照组、丹参酮ⅡA 组、空白微球组,以及丹参酮ⅡA 纳米粒低、中、高剂量组。检测各组肿瘤重量、细胞凋亡率、肿瘤生长因子 β1(tumor growth factor β1, TGFβ1)、周期蛋白 E（Cyclin E）、p38 促分裂原活化蛋白激酶（p38 mitogenactivated-proteinkinase, p38 MAPK）的表达。结果发现与对照组相比，丹参酮ⅡA、丹参酮ⅡA 纳米粒各剂量组瘤体质量显著降低（$P<0.01$），生存期均明显延长，肝癌细胞凋亡率升高（$P<0.01$）。与对照组相比，丹参酮ⅡA 纳米粒组治疗作用优于等剂量的丹参酮ⅡA 组，p38 MAPK 表达明显高于其他各组（$P<0.01$），但 TGFβ1 的表达低于其他各组（$P<0.01$）。研究表明丹参酮ⅡA 纳米给药后在肝脏和肿瘤中的药物浓度显著提高，具有良好的肝靶向和缓释特征。丹参酮ⅡA 以纳米剂型给药抗癌效果明显增强，同时发现丹参酮ⅡA 纳米通过调控 p38 MAPK 信号转导通路诱导肝癌细胞凋亡、阻滞肝癌细胞于 G0/G1 期，降低 TGFβ1、Cyclin E 的表达，抑制细胞增殖，这是其抗肿瘤部分机制。

3. 丹参酮ⅡA‐聚乳酸/羟基乙酸微球对兔肝动脉栓塞作用的研究

在丹参酮ⅡA‐聚乳酸/羟基乙酸微球对兔肝动脉栓塞作用的研究中[35]，课题组将 24 只新西兰兔在数字减影血管造影（digital subtraction angiography, DSA）监视下经肝动脉注入丹参酮ⅡA 微球，注入丹参酮ⅡA 微球后 10 min，以及 1、3、7、14、21、30、42 d 各取 3 只再次造影，观察肝动脉栓塞情况；处死后取肝、心、脾、肺、肾和胃组织，观察病理变化，同时做血常规和肝、肾功能检查，以观察经肝动脉注入丹参酮ⅡA‐聚乳酸/羟基乙酸微球对兔肝动脉的栓塞作用。实验结果显示，栓塞后 10 min 造影显示，肝动脉末梢血管消失。栓塞后第 1、3、7、14、21、30 d 造影，肝动脉末梢血管均未显影。栓塞后第 42 d 造影显示肝动脉末梢血管已显影。病理切片显示栓塞部位出现炎性及坏死。介入栓塞后白细胞出现一过性升高，第 7 d 恢复正常水平（$P>0.05$）；天冬氨酸转氨酶（AST）、丙氨酸转氨酶（ALT）均在栓塞后第 3 d 达到最高值，第 7 d 恢复正常水平（$P>0.05$）。研究提示丹参酮ⅡA 微球具有良好的肝肿瘤末梢血管栓塞作用，有效栓塞时间在 30~42 d，是一种理想的肿瘤介入栓塞剂。丹参酮ⅡA 以微球形式肝动脉给药后，可以明显提高药物在肿瘤组织局部浓度，延长药物代谢时间，起到缓释及靶向的目的；丹参酮ⅡA 微球可明显抑制兔 VX2 肝肿瘤的生长，延长荷瘤兔的生存期；丹参酮ⅡA 微球具有栓塞肿瘤血管引起肝肿瘤组织缺血、缺氧，降低肝肿瘤组织中 HIF‐1α、VEGF 和 MVD 的表达作用。

祖国医学对肿瘤的认识已有数千年的历史，经过历代医家的反复实践，目前认为正虚、癌毒、血瘀和痰凝在肿瘤发病中起着重要作用，正气虚伴随肿瘤的发生、发展及预后的全过程，癌毒、血瘀和痰凝是肿瘤形成的重要病理基础，扶正培本、清热解毒、活血化瘀、化痰散结是中医肿瘤的常用治法,中药治疗途径已从传统的中药口服、外敷发展为静脉、血管内、瘤内等给药。

中药介入治疗恶性肿瘤的优点是:①药物直达瘤体中心,起效快、效果好。②避免了中药在吸收过程中的损失、利用率高。③中药的许多成分是多糖或油脂,乳化后微粒恰好能够栓塞肿瘤微血管,切断瘤体供血,进而杀伤瘤细胞。④能作为介入的中药制剂较多,但都有一个共同的特点,即毒性很低,临床上应用不良反应小,而且许多中药复方注射液有扶正祛邪的双重功效。中药介入治疗以其局部浓度高、毒副作用小的优势与化疗介入相比扩大了治疗适应证。(陈彬)

四、肿瘤的中西医结合研究和实践

范教授认为中西医结合治疗肿瘤并不是简单的中药加西药治疗,而是根据患者年龄和体质状况、肿瘤的病理和分期、既往治疗史等情况,在中西医之间有计划、有步骤、有针对性地协同治疗,使中西医结合治疗取长补短,发挥最佳的治疗效果。在长期的临床实践中,范教授将中西医两种不同体系融会贯通,坚持以中医为主的中西医结合原则研究和治疗肿瘤,提高肿瘤临床疗效并揭示其科学内涵,形成了独到的见解和实践经验。

中医学和西医学是在不同的历史背景下形成的不同理论体系,由于治疗上将中西医的理念结合会取得更好的疗效,因此范教授认为中医的整体观、扶正法须和西医的局部肿瘤治疗方法相结合。西医采取的手术、放疗、化疗等治疗,往往进一步损伤患者免疫功能及相关脏器,降低患者的生活质量及治疗的依从性。中医认为肿瘤的形成是正气不足、全身脏腑功能失调所致,西医过度治疗对人体的损伤更是雪上加霜,范教授把放化疗比作"攻邪",同时把放化疗的副作用比作"外邪"致病。张子和曰:"邪去而元气自复",祛邪即是扶正,邪去而正气自安。中医以扶正治疗为主,若孟浪攻伐,大有虚虚实实之虞,临床上应该根据患者的不同情况采取辨证论治并全身调理,如益气健脾、补益肝肾、调补气血、疏肝理气、和胃降逆、滋阴清热等,通过扶助正气、调整脏腑功能从而保护患者的免疫和脏腑功能,达到扶正而邪去的目的。中医的全身治疗与西医的针对性治疗一补一攻相得益彰,可以明显提高治疗效果。

中西医治疗方案并不是将两个方案随意组合在一起,治疗方案的选择必须视患者年龄、病情、病期、合并症等制定个体化方案，有效的中西药联合应用能起到有效而低毒的协同效果。范教授提倡肿瘤治疗的个体化治疗，对于体质较差、年龄偏大、有化疗指征但又不能耐受常规西医抗肿瘤治疗的患者，常采用单药化疗或小剂量化疗方案配合中医药治疗，往往能起到 $1+1>2$ 的效果。对于化疗患者，常在西医治疗同时采用和胃降逆、补益气血、补肾生髓等中医药防治化疗的毒副作用。对于放疗患者，常以清热解毒、活血化瘀中药提高放射敏感性，以清热凉血、清心育阴法治疗放射性口腔炎，以滋养胃阴、清热保津法治疗放射性食管炎，以苦甘化阴、燥湿醒胃法治疗放射性胃炎，以清肠解毒、凉血导滞法治疗放射性肠炎，以清泄瘀毒、滋阴利水法治疗放射性膀胱炎，以滋肾填精、通络祛瘀法治疗放射性脑脊髓炎，等等。中药与西药联合应用不但要考虑增效，更要将毒副作用减到最低，才能提高疗效。

借助现代科技发展的成果提高中医疗效是中医药现代化发展的方向，传统中医治疗的途径主要是以口服、外敷为主，而西医借助现代科技发展的成果，治疗手段不断突破，动脉介入技术可以使靶器官的药物浓度为全身的几十或几百倍。中医可以借助西医高科技的治疗手段而改变治疗途径，范教授早在多年前借用西医的动脉介入、药盒植入等技术灌注中药，解决长期以来抗癌中药全身给药难以在肿瘤局部达到有效浓度的难题，也为难以服药患者解决了给药途径。对于中晚期胰腺癌、肝癌起到了局部疗效与西医相当、毒副作用小的疗效，生存期明显延长，充分发挥了中药的治疗优势。中药通过与西医介入技术的结合，拓展了中药的治疗途径，充分发挥了中药的治疗优势。

早在20世纪80~90年代，就有多位中医专家提出"癌毒"的概念，认为癌毒是导致恶性肿瘤产生、转移和影响预后的根本原因[36]，有医家提出清除癌毒，应不限于中药内服外治，还包括现代医学手段[37]，通过手术、放疗、化疗杀伤肿瘤细胞，达到中医祛邪治疗的目的。应该注意到，中医的"邪"不仅包括"癌毒"，还包括热毒、瘀血、痰结等病理因素，需通过中医治疗，消除产生"癌毒"的体内环境，防止复发转移，这也是中西医结合治疗肿瘤的体现。近年来，肿瘤的免疫治疗，特别是对于常规疗法无效的晚期肿瘤取得了显著的疗效[38]。肿瘤免疫治疗通过增强机体免疫或打破免疫耐受，达到激发或恢复机体免疫反应对抗、抑制或杀灭肿瘤细胞的目的，这与中医"养正积自除"理论不谋而合。中医扶正治法在肿瘤治疗中发挥着重要的作用，现代中医也对扶正中药的机制做了大量的研究，认为扶正中药主要通过调节机体免疫功能发挥作用[39]。在维护肿瘤患者的终身免疫功能方面,中医药亦发挥了重大作用,中医药通过扶正祛邪、调节机体阴阳平衡达到增强正气和祛除病邪的目的。

另外,西医的靶向治疗与中医"同病异治、异病同治、辨证论治"理论有异曲同工之处,且靶向治疗推动了肿瘤的个体化治疗,这也是中西医结合治疗肿瘤的意义所在。从中医辨证论治基本原则来讲,个体化治疗是提高疾病疗效的必然途径。同时中医"同病异治、异病同治"的实践恰好能使今天的靶向治疗得到最好的诠释。正如孙燕院士所说,从历史的角度来分析,分子靶向药物治疗的理念早已在中医的医疗实践中表现得淋漓尽致。肿瘤分子靶向治疗重现了中医科学思维,肿瘤诊疗理念发生的变化为中西医结合防治肿瘤搭建了平台。

肿瘤是一种慢性可控制的疾病,随着人们健康观念的转变,更加关注肿瘤患者的生存质量,"带瘤生存"的理念也逐渐被接受,同时辨证论治理论指导下的个体化治疗在免疫治疗和靶向治疗中得到了极好的诠释,这是中西医结合治疗疾病的典范。

西医治疗肿瘤的优势在于"祛邪"力量强,主要治疗方式为手术、化疗、放疗等,中医药治疗肿瘤则强调"扶正与祛邪"兼顾[40]。《医宗金鉴·妇科心法要诀》指出:"凡治诸癥积,宜先审身形之壮弱、病势之缓急而治之,如人虚,则气血衰弱,不任攻伐,病势虽盛,当先扶正气,而后治其病;若形证俱实,宜先攻其病也。"在恶性肿瘤治疗过程中,应以中医理论为指导,辨证应用扶正祛邪疗法,如正气未衰,体质尚可,可通过西医手术、化疗、放疗等治疗以切除肿瘤病灶,杀伤肿瘤细胞,同时结合中医扶正祛邪治疗,可以起到增强疗效、减轻毒副作用、防止复发转移的作用。如患者气血虚弱,或失去手术机会,则可运用中医扶正祛邪疗法,改善症状,提高生活质量,延长生存时间。在临床上,以中医扶正祛邪理论为指导,充分发挥中西医结合治疗肿瘤的优势,是中西医结合治疗恶性肿瘤的优势。

中西医疗效评判标准的不同在某种程度上抹杀了中医治疗肿瘤的疗效。文献报道中医治疗肿瘤的疗效标准常沿用 WHO 制定的实体瘤疗效标准,这个标准是建立在肿瘤杀伤模式概念下的疗效标准,对于中晚期肿瘤来说,则很难反映中医带瘤生存及提高生活质量的优势。范教授带领中医肿瘤团队早在十几年前就开始探索和研究中医治疗肿瘤的疗效评判标准,根据科室优势病种肝癌、胰腺癌的临床病例特点,研究并制定了具有中医特色的疗效评价标准,评价体系包括生存期、瘤灶变化、临床疗效、生活质量、体重变化、肿瘤无进展时间、健康和生存质量的自我评价等。疗效标准反映了西医注重的瘤体、肿瘤进展的变化,突出反映中医治疗优势的生存质量、生存期的疗效标准。

范教授认为中医药治疗肿瘤的成果要走向世界，必须揭示中医药的科学内涵，还要使用国际同行看得懂的语言，让他们心悦诚服。范教授带领中医肿瘤研究团队在中医基础理论指导下，结合现代肿瘤治疗的最新研究成果，利用现代分子生物学等先进技术，在中药抗肿瘤的转移、逆转化疗耐药、治疗癌前期病变、介入制剂研制等方面取得了众多研究成果。较早开展了以健脾理气为主的中药复方抗消化道化疗耐药的临床和机制研究，建立了草酸铂耐药细胞株，首创具有靶向性和控释性的中药介入制剂——去甲斑蝥素，以科学方法改制中药剂型并阐明中医在肿瘤治疗中的作用及其机制。去甲斑蝥素可以通过抑制 $Ki-67$、$Bcl-2$ 基因表达，上调 Caspase-3 表达，从而促进大鼠肝癌细胞的凋亡、抑制肝癌细胞的增殖，延长肝癌大鼠的生存期[41]。去甲斑蝥素-海藻酸/聚酸酐微球经肝动脉介入对大鼠肝癌具有较好的治疗作用，其作用机制与栓塞肿瘤微血管、缓慢释放去甲斑蝥素、诱导肿瘤细胞凋亡和下调 $Ki-67$ 的表达，从而抑制肿瘤细胞增殖有关[42]。

肿瘤的中西医结合规范化治疗，要以辨证论治为指导思想，要宏观辨证与微观辨证相结合，使主观判断向客观化、标准化过渡，从而建立中医传统辨证与微观辨证相结合的辨证体系。中西医结合治疗肿瘤需要新的临床切入点，如"减毒增效"等新思路。中医和西医虽然理论上不是一个体系框架，但在肿瘤防治中要强强联合，使两者在肿瘤的临床诊疗中达到疗效最大化。（石晓兰）

五、癌症的血液流变学研究

瘀血是指体内有血液停滞，包括离经之血积存体内，或血运不畅阻滞于经脉及脏腑内的血液。瘀血是肿瘤发生、发展过程中形成的病理产物，又是肿瘤的致病因素。血液流变学是生物物理学的一个分支。肿瘤是一种血管性疾病，$60\%\sim70\%$ 的肿瘤患者都有血管并发症，癌症患者的癌细胞经常进入血液，与红细胞、血小板聚集一起，肿瘤细胞表面被遮掩，肿瘤特异性抗原不易被宿主免疫监控系统识别，保护了肿瘤细胞不被宿主免疫细胞破坏，癌症患者血液流变性改变有利于癌细胞从血管轴心向血管壁迁移，以致停留在管壁上或附着在血管壁的血栓上，癌细胞再通过某种方式由此穿过血管壁形成转移或扩散。

20 世纪 80 年代初，范教授率先开展肿瘤患者血液流变学研究，首次报道血栓变化与病情严重程度呈正相关,提出体外血栓可作为癌症患者尤其是带瘤者是否存在转移危险的观察指标。进一步研究提示恶性肿瘤患者存在明显高凝状态,测定恶性肿瘤患者的血液流变学状态,对于恶性肿瘤的早期诊断、复发转移有一定的参考价值。范教授在此领域的不断探索研究的成果获得了翁维良、廖福龙、梁正钧等专家高度认可。后来也有很多研究者证实了恶性肿瘤与血液流变学的关系,如肺癌、肝癌、大肠癌、乳腺癌、白血病等,均有学者证实肿瘤会引起机体凝血功能改变,使机体处于高凝状态。郭虹伯[43]在肝癌患者血液流变学检测中发现,肝癌患者全血高切黏度、全血中切黏度、全血低切黏度、血浆黏度等指标明显高于健康组,表明肝癌患者存在血瘀证的病理改变,肝癌与凝血系统通过各种方式相互作用,影响肝癌发生、发展。何静[44]等研究发现,肺癌患者普遍存在血液高凝状态,在肺癌晚期及肺癌转移患者中表现更突出。周利红[45]等研究发现,与非血瘀证患者相比,大肠癌血瘀证患者血液常呈高凝状态。

血液流变学研究从观察人体内环境的变化延伸了中医四诊的内容,从而指导临床更有效地治疗,为肿瘤的复发和转移提供预警指标,为揭示中医血瘀证的本质提供了可靠的客观标准。研究发现,利用单味中药或复方,如活血化瘀方、益气活血方均能改善肿瘤患者高凝等状态。张岚[46]等研究发现,生脉饮合血府逐瘀汤加减能改善 NSCLC 的高凝状态,减轻临床症状,能调节纤溶活性、凝血活性因子,从而降低 NSCLC 深静脉血栓形成的危险。逄艳[47]、胡传杏子[48]研究亦发现,采用益气活血方能改善 NSCLC 的高凝状态,并可明显缓解气滞血瘀的症候。陈红[49]等研究发现,红藤联合脉通散外敷能改善肺癌伴下肢深静脉血栓患者症状,并显著改善血液流变学的指标。(石晓兰)

主要参考文献

[1] 理幸.健脾理气法治疗肿瘤的临床和实验研究[J].上海中医药杂志,1985,12:38 - 40.

[2] 田建辉.调护正气——刘嘉湘"扶正治癌"之根本大法.中国中医药报,2017 - 1 - 13.

[3] 于尔辛,吕丽娜.脾虚模型小鼠移植性肿瘤生长的特点及其对临床的启示[J].上海中医药杂志,1984,1:46 - 47.

[4] 韩建宏,孙珏.朱晏伟,等.整体扶正局部攻邪治疗胰腺癌[J].中医杂志,2011,6(52):23 - 25.

[5] 陈一凡,刘润芝,王金湖.儿童肿瘤分子靶向药物研究进展[J].药学进展,2022,46(12):922 - 936.

[6] ZHENG R S, CHEN R, HAN B F, et al. Cancer incidence and mortality in China, 2022

［J］. Zhonghua Zhong Liu Za Zhi, 2024, 46(3):221-231.

［7］ SUNG H, FERLAY J, SIEGEL R L, et al. Global cancer statistics 2020:GLOBOCAN estimates of incidence and mortality worldwide for 36 cancers in 185 Countries［J］. CA Cancer J Clin, 2021, 71(3):209-249.

［8］ JIANG D M, ZHANG L J, LIU W B, et al. Trends in cancer mortality in China from 2004 to 2018:a nationwide longitudinal study［J］. Cancer Commun(Lond), 2021, 41(10):1024-1036.

［9］ WANG S, DU X Y, HAN X, et al. Influence of socioeconomic events on cause-specific mortality in urban Shanghai, China, from 1974 to 2015:a population-based longitudinal study［J］. CMAJ, 2018, 190(39):E1153-E1161.

［10］ CABASAG C J, FERLAY J, LAVERSANNE M, et al. Pancreatic cancer: an increasing global public health concern［J］. Gut, 2022, 71(8):1686-1687.

［11］ 郭振红,曹雪涛.肿瘤免疫细胞治疗的现状及展望［J］.中国肿瘤生物治疗杂志,2016,23(2):149-160.

［12］ 许建华,范忠泽,孙珏,等.肠胃清治疗晚期胃肠癌及对外周血 MDR1 mRNA 的影响［J］.上海中医药杂志,2007(5):40-42.

［13］ 张勇,许建华,孙珏,等.健脾解毒方联合 FOLFOX4 方案治疗晚期结直肠癌临床研究［J］.环球中医药,2010,3(2):117-120.

［14］ 张彦博,刘宣,季青,等.健脾解毒方联合化疗治疗转移性结直肠癌临床研究［J］.中华中医药杂志,2015,30(6):2090-2093.

［15］ 王国娟,余文燕,张峰浩,等.肠胃清抗结肠癌增殖、侵袭转移的免疫机制研究［J］.中国中医药现代远程教育,2021,19(23):24-27.

［16］ 石晓兰,孙珏,王炎,等.肠胃清结合化疗治疗脾虚痰湿型晚期胃癌临床研究［J］.上海中医药杂志,2010,44(11):43-45.

［17］ 陈彬,王婷,王杰,等.肠胃清颗粒联合阿帕替尼对晚期胃癌患者的临床疗效［J］.中成药,2022,44(5):1471-1475.

［18］ 邓皖利,许建华,李长龙,等.肠胃清对人结直肠癌耐长春新碱细胞株 HCT8/V 的逆转作用［J］.肿瘤,2008,(9):755-757;762.

［19］ 许建华,邓皖利,孙珏,等.肠胃清对人大肠癌细胞 HCT8/V 皮下移植瘤长春新碱耐药的逆转作用［J］.上海中医药大学学报,2009,23(2):59-63.

［20］ 李琦,隋华,刘宣,等.健脾解毒方介导 JNK/SAPK 信号通路调控人结肠癌细胞多药耐药［J］.中华中医药杂志,2012,27(3):731-735.

［21］ 张勇,孙晓文,许建华,等.肠胃清对结肠癌细胞草酸铂药代动力学的影响［J］.中西医结合学报,2012,10(8):901-910.

［22］ 陆海,孙珏,许建华,等.肠胃清逆转耐草酸铂结肠癌细胞的 DNA 损伤修复实验研究［J］.中国医药导刊,2011,13(8):1384-1387.

［23］ 张斌,李琦,殷佩浩,等.中药健脾解毒方剂对二乙基亚硝胺诱导大鼠肝癌的预防作用［J］.华南国防医学杂志,2013,27(5):305-309.

［24］ 曹勤,孙珏,沈江帆,等.肠胃清抗幽门螺杆菌感染的临床前瞻性研究［J］.中华消化杂志,2000,(1):70.

［25］孙绮文,孙珏,陈惠娟,等.肠胃清口服液根除幽门螺杆菌的疗效观察和实验研究［J］.上海中医药大学学报,2001,15(3):2.

［26］花根才,范忠泽,孙珏,等.肠胃清口服液治疗慢性胃炎伴幽门螺杆菌感染临床观察［J］.上海中医药杂志,2003,(7):9-11.

［27］王炎,刘宁宁,周利红,等.健脾解毒方介导p38MAPK信号转导下调幽门螺杆菌诱导的胃癌细胞环氧合酶2启动子活性［J］.中国实验方剂学杂志,2010,16(14):105-109.

［28］刘宁宁,王炎,周利红,等.健脾解毒方对幽门螺杆菌诱发胃癌血管新生的抑制研究［J］.中国实验方剂学杂志,2011,17(1):88-92;95.

［29］范忠泽,沈建华,孙珏,等.中药消癌平针剂经肝动脉介入治疗晚期肝癌的临床观察［J］.上海医药,1997(5):17-19.

［30］孙珏,盛艺明,沈建华,等.中药消癌平针剂经肝动脉介入治疗转移性肝癌的临床研究［J］.上海中医药杂志,2000,(1):14-17.

［31］孙珏,范忠泽,赵泽华.榄香烯介入治疗胰腺癌的临床研究［J］.中华实用医药杂志,2003,(21):1940-1942.

［32］石晓兰,范忠泽,孙珏.中西药结合介入治疗老年非小细胞肺癌的临床研究［J］.上海中医药杂志,2006,(6):27-28.

［33］李琦,范忠泽,李先茜,等.去甲斑蝥素微球介入治疗大鼠肝癌疗效及其机制研究［J］.中西医结合学报,2006,(4):378-383.

［34］李琦,王炎,范忠泽,等.丹参酮ⅡA及其纳米粒诱导肝癌细胞凋亡及对p38 MAPK、TGFβ_1信号蛋白表达的影响［J］.肿瘤,2008,(1):8-12.

［35］陈红宇,李琦,陈庆华,等.丹参酮ⅡA-聚乳酸/羟基乙酸微球对兔肝动脉栓塞作用的研究［J］.介入放射学杂志,2010,19(12):977-981.

［36］李琦玮,于明薇,王笑民.癌毒理论研究现状［J］.中医杂志,2015,56(4):347-350.

［37］孙韬,左明焕,胡凯文.癌毒与恶性肿瘤［J］.辽宁中医杂志,2011,38(2):261-263.

［38］郭振红,曹雪涛.肿瘤免疫细胞治疗的现状及展望［J］.中国肿瘤生物治疗杂志,2016,23(2):149-160.

［39］樊慧婷,林洪生.扶正中药治疗肿瘤的基础研究现状［J］.世界中医药,2014,9(7):825-827.

［40］刘瑞,郑红刚,何姝霖,等.中西医治疗肿瘤的优势结合与实践思路［J］.中华中医药杂志,2015,30(4):1156-1159.

［41］李琦,范忠泽,孙珏,等.去甲斑蝥素微球介入治疗对大鼠肝癌细胞凋亡及细胞增殖相关基因表达影响的研究［J］.肿瘤,2006,26(8):708-712.

［42］李琦,范忠泽,李先茜,等.去甲斑蝥素微球介入治疗大鼠肝癌疗效及其机制研究［J］.中西医结合学报,2006,4(4):378-383.

［43］郭虹伯.肝癌患者血流变学检测价值探究［J］.中国城乡企业卫,2021,4(4):147-148.

［44］何静,郭玲,单锦露,等.肺癌患者血液流变学及相关指标变化的临床分析［J］.中国临床医生杂志,2021,49(1):35-37.

［45］周利红,伏杰,隋华,等.大肠癌血瘀证与非血瘀证患者血液流变学指标及促血管生成相关因子表达的差异性研究［J］.上海中医药杂志,2019,53(5):25-30.

［46］张岚,宋磊,李德需,等.生脉饮合血府逐瘀汤对非小细胞肺癌血液高凝状态的影响［J］.

中国实验方剂学杂志，2019,25(11):109-114.

[47] 逄艳,张芳.补阳还五汤改善晚期肺癌高凝状态的临床研究[J].云南中医中药杂志，2017,38(7):33-34.

[48] 胡传杏子.祛瘀汤治疗晚期非小细胞肺癌高凝状态气虚血瘀证的临床研究[J].陕西中医,2016,37(3):288-290.

[49] 陈红,王维,李配富,等.红藤联合脉通散外敷对肺癌伴下肢深静脉血栓患者血液流变学及血栓弹力图的影响[J].中国医药导报,2020,17(5):156-159.

下篇　临床诊疗经验、教学查房与医话精选

一、善用经典，治疗癌症

　　范教授熟读中医经典，师古而不泥于古，承仲景学说，尚温病思维，灵活运用于恶性肿瘤诊疗全程。他认为肿瘤是全身疾病的局部表现，是"内因""外因""不内外因"共同作用的结果，强调辨证时应当立足整体观，治疗时应以"全身扶正、局部治癌"为治疗原则。

1. 审证求因，正气亏虚是肿瘤发病的重要因素

　　《黄帝内经》将疾病的发生归纳为正气亏虚、外邪侵袭、七情内伤、饮食劳倦等方面，除此之外，肿瘤的发生尚与劳伤密切相关。无论劳力、劳神，还是房劳过度，皆能耗伤正气，导致正虚。如《素问·举痛论》所说："劳则气耗"。《金匮要略·血痹虚劳病》记载："五劳虚极羸瘦，腹满不能饮食，食伤、忧伤、饮伤、房室伤、饥伤、劳伤、经络营卫气伤，内有干血，肌肤甲错，两目黯黑。"《景岳全书·噎膈》指出："必以忧愁思虑，积劳积郁，或酒色过度，损伤而成。"可见劳伤导致机体气血失调，阴阳失衡，最终气滞血瘀，津枯痰结，形成肿瘤。

　　范教授认为正虚是肿瘤发病的根本。认为"癥瘕积聚"并非疾病本质，肿瘤成病与正气亏虚息息相关，依据《黄帝内经》"正气存内，邪不可干""邪之所凑，其气必虚"的发病总则，肿瘤演变及全程治疗中，应时刻注意顾护正气。临证时时常提及巢氏《诸病源候论》所言"积聚者，由阴阳不和，腑脏虚弱，受于风邪，搏于腑脏之气所为也"，指出正气亏虚不能抗邪，必致脏腑阴阳失调，使得经络气血功能失常，出现各种虚实症状。

2. 辨证论治,基于整体观探讨肿瘤症状发生的机制

范教授临证遵从经典,正如《素问·至真要大论》"审察病机,无失气宜……谨候气宜,无失病机。"针对临床症状,只有"审查病机"才有可能达到"桴鼓相应"的疗效,常常重视多角度思考。例如,癌痛的治疗中除了强调"不通则痛,不荣则痛"外,认为更需重视《黄帝内经·至真要大论》"诸痛痒疮,皆属于心"的整体观。癌痛不仅与"心主血脉"有关,与"心主藏神"也密切相关,不仅是一种最常见的自觉症状,而且与悲观、抑郁、焦虑等一系列心理活动有关,都是心神受扰的表现。癌痛属心,痛生于心,因此治疗时注意舒缓情绪,降低疼痛感,从而提高患者的生活质量,这也符合现代医学中精神因素与疼痛感觉关系的认识。

3. 全身扶正,局部治癌,以平为要

肿瘤的发生、发展存在着人体局部与整体对立统一的关系,现代医学对肿瘤患者的治疗目标逐渐趋同"以人为本,治病留人"。针对肿瘤患者的治疗策略,多数学者认同《黄帝内经》提出的"大积大聚,其可犯也,衰其大半而止,过者死"治疗原则。范教授强调肿瘤的发生、发展是阴阳失衡的结果,机体阴阳平衡也是相对的,虽不能达到"阴阳自和""阴平阳秘"的理想状态,但可以通过治疗建立新的平衡,正如《素问·至真要大论》"谨察阴阳所在而调之,以平为期"所言,治疗以纠正脏腑偏差,调理脏腑,疏导气机,补益气血,扶正固本,祛邪抗癌,注重"全身扶正、局部治癌、以平为期",且重视肿瘤动态变化,分期辨证,早期肿瘤"正平邪实",以祛邪抑瘤为主;中期肿瘤"正邪相峙",治疗以攻补兼施或攻多补少为主;晚期肿瘤"正虚邪盛",远处转移,正气虚衰,邪毒炽盛,正不胜邪,治疗以扶正固本为要,减轻症状,维持生机,冀能带瘤生存。

4. 未病先防,预防治疗并重

《黄帝内经》最早记载治未病理论,主要包括未病先防、既病防变、愈后防复。《灵枢·逆顺篇》:"上工,刺其未生者也,其次,刺其未盛者也,其次,刺其未衰者也……上工治未病,不治已病,此之谓也。"《素问·四气调神大论篇》:"圣人不治已病治未病,不治已乱治未乱……"汉代张仲景提出"见肝之病,知肝传脾,当先实脾"。唐代孙思邈《备急千金要方》指出:"上医医未病之病,中医医欲病之病,下医医已病之病。"至清代,叶天士提出"先安未受邪之地"的观点,使得治未病理论日趋完善。治未病理论在肿瘤防治领域得到越来越多的医家认同。范教授指出,恶性肿瘤的形成是多因素长期作用导致正气亏虚、阴阳失衡的结果,是一种慢性疾病,因此早期预防及动态随访监测对于肿瘤的治疗尤为重要。未病先防

即防病于未然,强调防病的重要性,相当于现代预防医学的一级预防,宋代陈言《三因极一病证方论》中提出"三因学说",指出"千般疢难,不越三条",此时当针对内因、外因、不内外因合理干预。范教授常嘱咐肿瘤高危人群注意养成良好的生活习惯,顾护正气,防止外邪入侵,定期体检;注意既病防变,即防止疾病进展、恶化,相当于现代医学的二级预防。对以上人群早诊断、早治疗、早康复显得尤为重要。另外,注意愈后防复,即防止原病复发及复患其他并发症,中医认为此时疾病初愈,正气尚虚,在某些因素下会引起疾病再度发生。因此对肿瘤阶段性治疗结束的患者仍需继续给予中西医结合治疗,并配合规律起居、饮食、运动等综合措施,帮助恢复人体正气,加速身体康复,预防肿瘤复发或其他并发症的出现。

5. 善用经典方剂,方证相应

范教授学验俱丰,遣方用药严谨有据,方证相应,理法方药合理统一。在中医诊疗整体观的指导下,不仅方证之间相应,理法方药的各个环节均环环相扣,体现出中医辨证及处方之美。综观范教授诊治肿瘤处方,扶正类方多见,常以四君子汤、补中益气汤、肾气丸、玉屏风、甘麦大枣汤、薯蓣丸等补益正气,顾护脾胃,强调"有胃气则生",兼顾调畅气机,重视伤寒论中六经"气化"说,脏腑经络离开气化就缺乏功能活动的反应,气化离开脏腑经络就失去物质基础。处方时兼顾脏腑经络功能活动的关联性,方证相应做出了许多拓展和延伸,如"理法相应、治法相应、体质相应"等,并在药物剂量、配伍比例、剂型、煎服法等方面谨慎斟酌。

范教授基于温病三焦辨证思路,用于肿瘤辨治全程,体现了整体观念的诊疗思路。辨治时兼顾肿瘤易于侵袭转移的特点,找出癌毒传舍的规律,兼顾全身正气和机体功能的平衡,先安未受邪之地,常以清燥救肺汤、温胆汤、三仁汤、青蒿鳖甲汤等方剂用于放化疗同期治疗中,并基于中医经典理论,创新研制出 3 个院内制剂复方香术口服液(肠胃清口服液)、海藻消瘤口服液、参冬养阴口服液用于肿瘤患者的治疗。

在肿瘤的全程诊疗过程中,范教授基于中医经典理论审证求因辨证论治,始终坚持传承创新并举,预防治疗并重,发挥中医优势,结合现代医学的技术手段,扶正与祛邪并重,坚持"急则治标,缓则治本"的原则,标本兼顾,以人为本,顾护正气,达到带瘤生存的目的。

6. 医案举例

～ 医案 1 ～

张某,男,65 岁。初诊:2021 年 8 月 9 日。

病史 ▶ 胃癌术后(2018 年 12 月 4 日行胃癌切除术)。术后病理:溃疡型低分化腺癌,部分为印戒细胞癌,Lauren 分型:弥漫型。癌组织浸润胃壁全层,脉管内见癌栓。免疫组化:CK(pan 1＋)、Her－2(2＋)、Ki－67(60％＋)、PD－1(间质 5％＋,肿瘤组织－)、PD－L1(28－8,间质－,肿瘤－)。

中医四诊 ▶ 一般情况可,纳眠可,二便调,体力可,体重近期平稳,舌质暗,舌苔白腻,脉细弦。

西医诊断 ▶ 胃癌术后。

中医诊断 ▶ 胃积。

辨证 ▶ 脾虚痰阻,热毒内结。

治法 ▶ 健脾益胃,化湿解毒。

处方 ▶ 生黄芪 30 g、太子参 30 g、生白术 15 g、茯苓 12 g、生地黄 15 g、熟地黄 15 g、山茱萸 15 g、桑椹子 30 g、女贞子 30 g、白英 15 g、藤梨根 15 g、龙葵 15 g、白花蛇舌草 15 g、淫羊藿 15 g、预知子 15 g、黄精 30 g、广木香 9 g、石斛 30 g、佛手 30 g、垂盆草 15 g、炙甘草 9 g、大枣 30 g,28 剂。

用法 ▶ 每日 2 次,每次 200 mL,饭后 1～2 h 服用。

> **按语** 本案患者为胃癌术后,经手术治疗后,正气耗伤,脾胃受损。脾乃后天之本,主运化,脾虚运化无权,痰湿停滞,故舌苔白腻。中焦升降失司,清气不升,浊阴不降,脾胃虚弱,水谷精微化生无源,气血化生不足,同时又有痰瘀癥积等邪实的一面,形成本虚标实之体,造成治疗困难,攻邪又恐伤正,扶正又恐壅邪,需慎重协调攻补之间的关系。因此,范教授在治疗本案时先以四君子汤加生黄芪加强健脾扶正的功效,同时配合生地黄、熟地黄、桑椹子、女贞子、山茱萸、黄精补益肝脾精血,托底扶正,佐以现代药理学研究证实的解毒抗癌功效药联合理气散结药,达到扶正抗癌的目的。治疗以健脾益胃、化湿解毒之法,以复脾胃之升降运化之功效,使脾胃二者气血寒热调和、升降燥湿相宜。选淫羊藿补火以生土,兼用解毒散结之品如白英、藤梨根、龙葵、白花蛇舌草等攻余邪,共奏扶正抗癌、解毒散结之功。

医案 ②

李某,男,58岁。初诊:2021年8月9日。

病史 ▶ 结肠癌肺转移术后。2021年7月22日腹部CT检查示结肠恶性肿瘤,右下肺转移癌术后,右肺少许陈旧灶。右肺少量包裹性胸腔积液,双肺小结节(较2021年3月25日CT相仿);右肾微小囊肿,左肾上腺稍增粗(较2021年3月25日CT相仿)。

中医四诊 ▶ 一般情况可,纳眠可,二便调,体力可,体重近期平稳,双侧锁骨上淋巴结未及肿大,舌质淡红,舌苔白腻,脉弦滑。

西医诊断 ▶ 结肠癌肺转移术后。

中医诊断 ▶ 肠积。

辨证 ▶ 脾虚湿阻,毒邪内聚。

治法 ▶ 健脾理气,化湿解毒。

处方 ▶ 生黄芪30g、防风15g、生白术15g、茯苓15g、猪苓15g、淫羊藿15g、北沙参30g、天冬15g、蜈蚣15g、红豆杉6g、预知子15g、石打穿30g、白花蛇舌草30g、龙葵15g、黄精15g、垂盆草15g、葶苈子30g、猫人参12g、金雀根15g、陈皮9g、半夏9g,28剂。

用法 ▶ 每日2次,每次200mL,饭后1～2h服用。

按语 范忠泽教授对结直肠癌肺转移治疗有着非常独到的临床经验。范教授认为,中医药治疗的优势在于整体治疗、审证求因,常采用扶正抗癌、解毒散结之法,并注重增强肿瘤患者自身功能及抗病能力,调整机体阴阳平衡,恢复脏腑功能,达到标本兼治的目的,这也正是中医药防治恶性肿瘤的关键。

范教授认为,肠癌的发生是由机体的脾肾亏虚、正气不足、湿毒凝结体内久积不散而致。故常采用健脾理气、化湿解毒之法。本案患者为肠癌肺转移术后,脾虚升降运化无权,毒邪未净。故治疗以玉屏风散加茯苓以扶正健脾,佐以淫羊藿脾肾双补、益火补土,陈皮、半夏理气化痰,加强全方化痰散结之功效,酌加红豆杉、预知子、石打穿、白花蛇舌草、龙葵等清热解毒之品以散结消积抗肿瘤。全方标本兼顾,以健脾扶正为主,祛邪为辅,可促进患者术后恢复,减少复发转移。

医案 3

石某,女,68 岁。初诊:2021 年 8 月 23 日。

病史 ▶ 大细胞神经内分泌肺癌术后。2021 年 1 月 4 日检查示:AFP(一)、GPC3(一)、SALL4(一)、Ki - 67(50% +)。2021 年 10 月 27 日门诊生化指标示:谷丙转氨酶 129 U/L、谷草转氨酶 329 U/L、碱性磷酸酶 479 U/L、总胆红素 105.4 μmol/L、间接胆红素 26.5 μmol/L、直接胆红素 78.9 μmol/L。

中医四诊 ▶ 一般情况可,腹胀,纳眠一般,二便尚调,体力可,体重近期平稳,双侧锁骨上淋巴结未及肿大,舌质红,舌苔黄腻,脉弦滑。

西医诊断 ▶ 大细胞神经内分泌肺癌术后。

中医诊断 ▶ 肺积。

辨证 ▶ 气虚水停,瘀热互结。

治法 ▶ 补肺健脾,化湿解毒。

处方 ▶ 生黄芪 30 g、党参 30 g、生白术 30 g、猪苓 30 g、柴胡 9 g、预知子 30 g、枳实 30 g、枳壳 30 g、垂盆草 30 g、鳖甲 30 g、黄精 30 g、田基黄 30 g、茵陈 30 g、夏枯草 9 g、龙葵 15 g、白花蛇舌草 30 g、仙鹤草 30 g、瓦楞子 30 g、陈皮 12 g、半夏 12 g,7 剂,水煎服。

用法 ▶ 每日 2 次,每次 200 mL,饭后 1～2 h 服用。

外用方:大腹皮 30 g、木香 30 g、香附 30 g、白芷 30 g、皂角刺 15 g、蒲公英 15 g,7 剂。

用法 ▶ 每日 1 次,每次 1 剂,打粉外敷。

按语 肺癌整体属虚,局部属实,正虚为本,邪实为标。扶正祛邪,标本兼治是治疗肺癌的基本原则。本案患者伴腹胀,为正气亏虚、痰湿内停、阻滞气机之象,故以四君子汤加生黄花、仙鹤草等以健脾益气、扶正祛邪;柴胡、枳实、枳壳、瓦楞子调达气机升降,除痞散结;加之弦脉为气机郁结,佐以预知子疏肝理气。患者腹胀较重,故理气药物用量较大。患者肝功能指标偏高,故加入田基黄、茵陈等以清热利湿、消瘀散结。全方总体以补肺健脾、化湿解毒立法,酌加夏枯草、龙葵、白花蛇舌草等清热解毒之品,以加强抗肿瘤、预防肿瘤复发转移的功效。外用药选用理气诸药,打粉外敷,以期理气消胀、调畅气机。

范忠泽教授认为,肺癌是由于正气虚损,阴阳失调,邪毒乘虚入肺,导致肺气郁滞,宣降失司,气机不利,血行受阻,津液失于输布,津聚为痰,痰凝气滞,瘀阻络脉,瘀毒胶结,日久形成肺部积块。因此,肺癌是因虚得病,因虚而致实,是一种全身属虚、局部属实的疾病。临床应根据每位患者的具体情况,按标本缓急恰当处理。肺癌早期,以邪实为主,治当益气行气、清热化痰;肺癌晚期,以正虚为主,治宜扶正祛邪,可采用养阴清热、解毒散结及益气养阴、清化痰热等法。由于肺癌患者正气内虚,抗癌能力低下,虚损情况突出,因此,在治疗中要始终维护正气,顾护胃气,将扶正这一原则,贯穿肺癌治疗的全过程。

医案 4

马某,男,35岁。初诊:2021年8月23日。

病史 2019年7月17日行头颈部肿块切除术,术后病理:硬化性横纹肌肉瘤,Ki-67(70%＋)。2019年12月12日行头颈部恶性肿瘤根治术,术后予安罗替尼治疗6个周期。2021年1月11日PET/CT检查示右侧颈部淋巴结肿大,氟代脱氧葡萄糖(FDG)代谢增高。2021年8月4日CT检查示右肺散在小结节。2021年6月6日针对右侧颈部肿大淋巴结放疗33次。2021年8月16日CT检查示右肾可疑结节。

中医四诊 面色不华,双侧锁骨上淋巴结未及肿大,舌质淡红,舌苔白腻,脉细。

西医诊断 头部横纹肌肉瘤术后。

中医诊断 肉瘤赘。

辨证 脾虚气郁,湿痰凝结。

治法 健脾祛湿,化湿解毒。

处方 生黄芪30g、防风9g、生白术12g、茯苓12g、茯神12g、淫羊藿15g、女贞子15g、陈皮9g、半夏9g、百合15g、生地黄30g、北沙参15g、石斛15g、预知子15g、夏枯草9g、鬼箭羽15g、白花蛇舌草15g、蒲公英15g、黄精12g、垂盆草30g、六月雪15g、瓦楞子15g、生甘草9g,28剂。

用法 每日2次,每次200mL,饭后1~2h服用。

按语　《外科正宗》曰："脾主肌肉，郁结伤脾，肌肉浇薄，土气不行，逆于肉里致生肉瘿、肉瘤。"《医学入门》说："肉瘤"是由于"郁结伤脾，肌肉消薄，外邪博而为肿，曰肉瘤。"其病因病机多与先天禀赋、气滞血瘀、痰湿凝聚等因素有关，或因后天损伤脾胃或素体肾气亏虚，正气不足，不能温养，不能卫外，邪气易侵，又感湿浊毒邪，以致气机郁滞，气、血、痰、毒壅滞于肌腠，正不胜邪而发为肿瘤。

脾为后天之本，脾虚则不能化生水谷，导致肝木克土，水谷之精微化生为痰，寒痰乘肝肾阳气之虚，痰壅血瘀而生肉瘤。本案患者病机为脾虚气郁，湿痰凝结。治宜健脾祛湿，化湿解毒。常用扶正药如生黄芪、防风、白术等以加强机体抗邪能力；用女贞子、淫羊藿、黄精等以健脾补肾，填精生髓；用陈皮、半夏加强全方化痰散结之功效；佐以白花蛇舌草、蒲公英、垂盆草、六月雪以清热解毒利湿，预防肿瘤复发转移。

"邪之所凑，其气必虚"，肿瘤患者本虚标实，虚不受补。妄用猛药攻伐则伤正，只知滋补则恋邪，临证时需明辨虚实，活用攻补，以调代补从而以达到长期控制肿瘤的目的。

医案 5

潘某，女，55 岁。初诊：2022 年 10 月 10 日。

病史　患者系卵巢癌术后数年，拟寻求中西医结合调理，2022 年 9 月 27 日复查各项指标均未见异常。

中医四诊　夜寐差，夜尿频，3～4 次/夜，双侧锁骨上淋巴结未及肿大，舌质淡红，舌苔薄白，脉细。

西医诊断　卵巢癌术后。

中医诊断　癥瘕。

辨证　气滞血瘀，痰湿凝聚。

治法　行气活血，化痰散结。

处方　生黄芪 15 g、防风 9 g、生白术 12 g、小麦 15 g、甘草 9 g、大枣 15 g、淫羊藿 12 g、肉苁蓉 9 g、柴胡 9 g、山慈菇 9 g、莪术 15 g、夏枯草 9 g、石打穿 12 g、大血藤 15 g、绞股蓝 15 g、杜仲 15 g、生地黄 12 g、熟地黄 12 g、山茱萸 9 g、垂盆草 15 g、陈皮 9 g、半夏 9 g，共 28 剂。

用法　每日 2 次，每次 200 mL，饭后 1～2 h 服用。

《灵枢·水胀》载有"寒气客于肠外,与卫气相搏,气不得荣,因有所系,癖而内着,恶气乃起,瘜肉乃生。其始生也,大如鸡卵,稍以益大,至其成,如怀子之状,久者离岁,按之则移,月事以时下,此其候也。"卵巢癌属于中医学"癥瘕""积聚""石瘕"等范畴,多因脏腑功能失调,正气虚衰,加之寒邪入侵、情志内伤或饮食不节,导致寒凝、气滞、血瘀、痰湿、毒热蕴结,毒邪相依,凝结于下腹胞宫发病。

范教授认为,肿瘤患者长期焦虑、抑郁会引起或加重肿瘤相关性失眠,并与癌症相互影响,形成恶性循环,严重影响患者的生活质量,产生沮丧、抑郁、焦躁等诸多不良情绪,属于中医学"不寐"的范畴,与心、肝、肾、脾、胃关系密切。《灵枢·口问》曰:"卫气昼日行于阳,夜半则行于阴,阴气盛则目瞑,阴气尽而阳气盛则寤矣"。肿瘤患者多处于正虚邪实、气血亏虚、营卫不和、阴阳平衡失调状态,加之手术、放化疗等治疗进一步损伤人体正气,日久导致心神失养、心肾不交等而不寐。

因此,临证时总以扶正为治疗大法,以疏肝解郁、安神定志为经,健脾为纬,兼顾益肾。本患者以气滞血瘀、痰湿凝聚为主要病机,治宜行气活血,化痰散结。范教授以甘麦大枣汤为主方,以解决患者心神问题为主线。《金匮要略》用此方治疗妇人脏躁,无故自悲。程门雪认为,甘麦大枣汤为养心气、润脏躁、缓肝急、宁烦扰之佳方。曾言"甘麦大枣汤不独治妇人,亦主男子,若作妇人专方,则失之狭隘矣"。

《脾胃论·脾胃盛衰论》言:"百病皆由脾胃衰而生也。"故范教授常用生黄芪、白术、防风等补脾气,燥湿;加用柴胡等开气郁,复升降,调出入,畅达周身气机,促进病理产物消散,恢复脏腑的正常功能;酌加陈皮、半夏理气行滞、燥湿化痰;加用山慈菇、莪术、夏枯草、石打穿等解毒抗癌;佐以熟地黄、山茱萸等温肾益精,亦是"少火生气"之义。此案心、肝、脾、肾同治,阳得阴助,阴得阳升,阴阳平衡,精气自生,冲任自调。(邓皖利)

二、分期论治,权衡攻补

"扶正治癌"是当今中医界公认治疗恶性肿瘤的方法,运用"全身扶正、局部治癌"的原则,对处于肿瘤各期的患者,其治疗方法也大有不同。范教授传承古代医家分期论治的观点，融合现代肿瘤分期的指南，提出了自己独到的观点。

1. 古代医家对于肿瘤分期论治的观点

肿瘤属于中医学"积聚""癥瘕"等范畴。肿瘤的根本原因在于正虚和邪气。早在《素问·评热病论》中，就有"正气存内，邪不可干，邪之所凑，其气必虚"的记载，虽然没有把正气亏虚程度与邪气盛衰作分类讨论，但对于后世医家有指导作用。到了金元时期，仍没有较完善的肿瘤分期论治体系，但医家已认识到根据正邪程度不同，分别论治，并提出自己独特的见解。如刘完素认为，"六气皆从火化""五志过极皆能生火"，肿瘤初期就应该用寒凉药物来"泻火"，以达到祛邪的目的。张从正认为"驱邪即所以补正"，正气尚存、邪气亦盛时，善用"汗、吐、下"之法以攻邪，取得了显著的成果。李杲则擅长运用益气健脾之法，治疗肿瘤日久脾胃虚弱、气血不足之证。

明清时期，随着医家们对肿瘤的深入认识，大多医家根据肿瘤初、中、末三期不同病机的特点，提出各自的治疗方法。如王洪绪善用"消、托、补"三法对不同分期的阴疽进行治疗，他认为初期邪气结聚，宜用消法去除邪气；中期邪正交争，根据正气损耗程度，选用透托和补托法；后期邪去正衰，宜用补法顾护胃气，使气血生化旺盛，值得治疗肿瘤借鉴。李中梓在《医宗必读》里较完善地提出了肿瘤分期论治，对后世医家启发较大。"然攻之太急，正气转伤"，他批评了乱用攻下、急于求成的治疗方法，重视"初中末之三法不可不讲也"。"初者，病邪初起，正气尚强，邪气尚浅，则任受攻；中者，受病渐久，邪气较深，正气较弱，任受且攻且补；末者，病魔经久，邪气侵凌，正气消残，则任受补。"在治疗过程中，善于观察寒热变化，注意顾护脾胃，根据辨证不断调整用药，强调"屡攻屡补，以平为期"。

2. 现代肿瘤分期

TNM 分期，是现代国际通用的肿瘤分期方法，主要针对实体瘤。T 表示原发肿瘤的情况，N 表示局部淋巴结转移的情况，M 表示远处转移的情况。不同肿瘤的 TNM 分期系统不同，所以不同肿瘤的 TNM 分期中字母和数字的含义也不同。在 TNM 分期中确定 T、N、M 后，即可得到相应的总分期，即Ⅰ、Ⅱ、Ⅲ、Ⅳ等分期。有时又细分为ⅡA、ⅢB 等分期。Ⅰ期肿瘤通常是较早的肿瘤，预后较好。分期越高，疾病就越重。

TNM 分期的意义在于指导治疗与判断预后。Ⅰ、Ⅱ期肿瘤患者可行手术治疗，Ⅲ期及以上肿瘤患者则不建议手术，采取内科治疗。对于肿瘤术后患者而言，Ⅱ期及以后则要加以术后辅助化疗来杀灭残留病灶。Ⅰ、Ⅱ期称为"早中期"，其预后较好，5年生存率较高，并有治愈的可能。Ⅲ期称为"中晚期"，5年生存率较Ⅰ、Ⅱ期大大降低，不论术后还是复发患者，必须经过化疗、靶向、放疗、免疫等治疗手段，使病情稳定。在治疗中，现代医学也须评估患者营养状况、体力评分来确定治疗方案。Ⅳ期称为"晚期"，这类患者必须在身体条件允许下进行适当干预，平常注重营养支持。这与古代医家分初、中、末三期论治的观点不谋而合。

3. 肿瘤不同分期的攻补权重

对于肿瘤分期，范教授将古代医家经验与现代国际标准相结合，提出了自己的观点。范教授认为，中药可通过"扶正祛邪"改变患者的 TNM 分期，一般以肺癌、结直肠癌、肝癌、胰腺癌等实体肿瘤最为显著，以Ⅲ～Ⅳ期患者为例，可使 T 分期稳定，N 分期稳定或下降，M 分期稳定或下降。中医重视整体观，重视望闻问切，不能单从检验、影像学指标判断分期。邪气盛而正气尤存者为初期，相当于Ⅰ～Ⅱ期；正邪相争者为中期，相当于Ⅱ～Ⅲ期；以正气虚为主者为末期，相当于Ⅳ期。

（1）邪气结聚，宜"清"宜"消"　范教授认为，肿瘤初期，正气尚存，邪气积聚，主要运用"清""消"之法祛邪外出。中医常用的方法有清热解毒、化痰软坚、利水消肿。

以肺癌患者为例，由于肺处于上焦，主一身之气，且为娇脏，易受热毒之邪侵犯，常常伴有发热、咳嗽、咳痰、胸闷、气短等症状，癌毒阻于肺络，痰瘀互结，热毒由生，肺失宣降，故见咳嗽；宗气失养，故见胸闷气短。运用清热解毒、软坚散结之法，改善宣降之功，使宗气得养，一身之气得调。常用方为五味消毒饮、泻白散、苇茎汤、二陈汤等，常用药物可归纳为"三石"（石见穿、石打穿、石上柏）、"三蛇"（白花蛇舌草、蛇六谷、蛇莓）、鱼腥草、蚤休、野荞麦，一般用量较大，为 15～30 g。

发热严重者，实热可用生石膏、知母、粳米、柴胡、黄芩、薏苡仁，虚热者可加用银柴胡、白薇、地骨皮、青蒿、知母等；咳嗽严重者，可加用白前、紫菀、枇杷叶、款冬花等；痰涎壅盛者可加用莱菔子、瓜蒌皮、胆南星等；气喘严重者，可加用葶苈子、白芥子、紫苏子等。合并一侧少量胸腔积液、症状较轻的患者，除了应用改善气喘症状的药物外，可加用猫爪草、猫人参、猪苓、泽泻等以清热利水消肿。合并脑转移但症状较轻的患者，可选用苓桂术甘汤加冬葵子、蛇六谷、夏枯草以温阳利水，消肿散结。

（2）正邪相争，攻补兼施　范教授认为，随着肿瘤的发展，或不加以调治，或受药毒、放射之毒影响,患者会出现正气渐虚而邪气仍盛的情况。此时,须辨病辨证相结合,祛邪与扶正相须为用。如治疗肺癌,在清热解毒、软坚散结的基础上可佐以培土生金,益气固表;治疗消化道肿瘤,在化痰解毒、散结逐瘀的基础上可佐以益气健脾,理气通腑;治疗乳腺癌、淋巴瘤,在化痰软坚、破血逐瘀的基础上可佐以疏肝理气,活血通络。

消化道肿瘤术后或复发,以化疗、靶向治疗为主,化疗可导致恶心呕吐、口舌溃疡等,靶向治疗可引起头晕头痛、皮疹瘙痒等,范教授用旋覆花、代赭石等治疗恶性呕吐,金银花、黄连、蒲公英等治疗口腔溃疡,天麻、钩藤、石决明等治疗头晕头痛,蛇床子、白鲜皮、乌梢蛇、徐长卿、煨刺猬皮等治疗皮肤瘙痒,同时关注化疗后骨髓抑制,化疗、靶向治疗后疲乏无力等症状,合用二至丸补益肾精以促骨生髓,合用四君子汤以益气健脾。患者症状有所改善,心情舒畅,更愿意配合化疗、靶向治疗。

鼻咽癌、甲状腺癌等对放疗敏感的肿瘤,放疗后患者热毒和虚损症状同时出现,如口咽干燥、口腔黏膜灼热、龋齿、疲惫、纳谷不香等。范教授在五味消毒饮、普济消毒饮等方的基础上,佐以玉屏风散益气固表,黄精、熟地黄补益精气;精神紧张的患者,可合用甘麦大枣汤。

(3)正气虚衰,宜"补"宜"调" 范教授认为,晚期肿瘤患者,其病机为正虚,主要以气虚、阴虚、阳虚、气阴两虚、阴阳两虚为主,加以气滞、血瘀、痰凝、毒聚难以除去,治疗宜扶正为主。

1)气虚者:常常可见肺气、脾气亏虚,尤以脾气虚为要。脾为后天之本,运化水谷精微及水液,饮食不节,思虑伤脾,脾气亏虚,则精微不布,痰浊内生,癌毒之邪更甚。肺为贮痰之器,肺气不宣,则气短乏力、咳痰不止。范教授以四君子汤益气健脾,或以参苓白术散培土生金、补中益气汤益气补中。肺气虚为著者,以玉屏风散益气固表,补肺汤补肺益气、止咳平喘。

2)阴虚者:主要以胃、肾阴虚为主,晚期肿瘤患者可因癌毒久踞,脾胃虚弱,生化无权,中焦阴液匮乏,出现消瘦、极度乏力、口干、干呕、胃脘嘈杂等胃阴亏耗的症状,此时患者已不耐受攻邪之品,范教授予以益胃汤、沙参麦冬汤养阴生津。肾为后天之本,癌毒壅塞,气化失常,肾阴亏耗,虚热内生,范教授予以六味地黄丸、左归丸滋阴补肾。

3)阳虚者:主要以脾、肾阳虚为主,脾肾两脏为先、后天之本,均需要水谷精微滋养,邪毒内蕴,阻遏阳气,脾阳不振,肾阳亏虚,症见肢冷、倦怠、纳差、腰膝酸软、小便清长、泄泻等,范教授予以小建中汤温中补虚,金匮肾气丸、右归丸温补肾阳。

4) 气阴两虚、阴阳两虚者:晚期肿瘤患者因消耗日久,虚损严重,可出现气阴两虚,甚至阴阳两虚证,范教授采用益气养阴、调理阴阳等兼顾的方法,改善患者症状,延长生存期。如肺癌末期患者,咽干口干,咳喘无力,大肉尽枯,痰中带血,方用四君子汤合沙参麦冬汤。

4. 医案举例

医案 1

邱某,女,78 岁。初诊:2021 年 7 月 20 日。

病史 ▶ 患者于 2021 年 2 月 18 日出现中上腹不适,伴乏力、消瘦,头晕乏力,胸闷气急,双下肢水肿,于某医院就诊,查腹部 CT 提示肝巨大占位(160 mm×133 mm),升结肠局部肠壁增厚,考虑恶性肿瘤。腹膜腔及腹膜后淋巴结肿大,双肺散在小结节,双侧胸腔积液。左侧部分肋骨及部分胸腰椎椎体成骨性改变,转移可能。血常规示血红蛋白 64 g/L。外科予以抗感染、营养支持等治疗后,中上腹不适减轻,但乏力、消瘦症状加重,住院期间因消化道出血而禁食,治疗后缓解。4 月 21 日上腹部 CT 检查示肝脏多发性转移瘤,门静脉显示不清,癌栓待排,腹水。胸部 CT 检查示左肺及右肺上叶见多发微小及小结节。消化道肿瘤相关糖类抗原(CA199)>1 200.00 U/mL,癌胚抗原(CEA)>1 500.00 ng/mL。4 月 25 日肠镜检查示:升结肠新生物。肠镜病理:(升结肠)腺体高级别上皮内瘤变,癌变(腺癌)。免疫组化:CK19(＋),CAM5.2(＋),CEA(部分＋),CDX-2(＋),P53(＋),h-Caldesmon(间质＋),C-erbB-2(2＋),Ki-67(>70%)。2021 年 6 月 16 日起开始口服化疗,化疗后无骨髓抑制,无消化道反应。自发病以来,体重下降 10 kg。

中医四诊 ▶ 乏力,气短,偶有腹胀、腹痛,无发热,无咳嗽、咳痰,无胸痛、汗出,纳差,小便正常,大便偏少,夜寐尚可,舌质淡红、苔薄白,脉细。

既往史 ▶ 否认高血压、糖尿病、冠心病等内科疾病史。

西医诊断 ▶ 升结肠癌肝转移。

中医诊断 ▶ 肠积。

辨证 ▶ 脾气亏虚。

治法 ▶ 益气健脾,固本培元。

处方 ▶ 生黄芪 30 g、白术 12 g、茯苓 12 g、熟地黄 15 g、生地黄 12 g、山茱萸

9g、山药15g、泽泻12g、茯苓12g、牡丹皮12g、预知子30g、枳壳15g、枳实15g、香附12g、焦神曲15g、焦山楂15g、鸡内金12g、炙甘草12g、生晒参15g,14剂。

用法 ▶ 每日2次,每次200 mL,饭后1～2h服用。

> **按语** 本病属中医学"肠积"范畴。《景岳全书》记载:"脾胃虚弱之人,必有积聚之病",《医宗必读》记载"积之成也,正气不足,而后邪气踞之",《景岳全书》记载"凡脾胃不足及虚弱失调之人,皆有积聚之病",古代医家认为脾虚正气不足是肿瘤发生、发展的主要病因病机。患者长期饮食不节,脾胃虚弱,脾虚运化无权,痰湿内生,阻滞气机,气滞血瘀,痰瘀互结,久蕴成毒,酿于肠中,成此恶症。脾气亏虚,精微不布,故见乏力;脾胃虚弱,胃不受纳,故见纳差;脾气亏虚,母病及子,故见气短;气滞腹中,而见腹胀腹痛;舌质淡红、苔薄白,脉细。结合舌脉,属脾气亏虚之象。治拟益气健脾,固本培元。
>
> 范教授认为,对于晚期肿瘤患者,无论中医还是西医治疗,须以"扶正"为主,谨慎攻邪,以防加重正虚之程度。中医可用益气健脾、固本培元之法,西医则可用营养支持。化疗要慎重,以口服化疗为主。不用峻猛之药,如静脉化疗、靶向治疗等。对于肠癌,CEA值变化较有意义,该患者通过口服化疗CEA值有所下降,但我们要用"整体观"来看待该患者,如一般情况、营养状况、体力评分、水肿程度等。
>
> 该患者需要注意肿瘤标志物基线评估,治疗后,复查CEA。如更改化疗方案后,CEA值仍处于较高水平,则应放弃化疗,趋利避害,以中医治疗为主。根据此患者症状及舌苔脉象特点,病属晚期,以正虚为主,治拟益气健脾,固本培元。方药可用四君子汤合六味地黄丸加减,同时予以生晒参,配合中药汤剂服用,达到大补元气的目的。

医案 2

顾某,女,53岁。初诊:2021年10月15日。

病史 ▶ 患者因鼻咽肿块于2014年6月23日在中国人民解放军海军特色医学中心(原455医院)就诊。鼻咽镜检查示:双侧鼻咽占位性病变,考虑鼻咽癌。病理:左右鼻咽顶后壁非角化性癌,分化型。未行手术。2014年7～10月行TP方案化疗3次,具体用药:多西他赛(艾素)100 mg,d1＋顺铂(DDP),d1。结合鼻咽部放疗33次。此后长期中医药治疗。2016年10月复查鼻咽部MRI提示左侧鼻腔占位性病变,考虑复发。2016 年 11 月 14 日 PET/CT 检查示双侧鼻咽部顶后壁恶性肿瘤放化疗后,现左侧咽隐窝肿瘤复发;左侧上颌窦慢性炎症;右肺上叶尖段及右肺中叶多发性炎性结节;颈椎反曲;L3/4、L4/5 椎间盘膨出;脊柱骨质增生。2016 年 12 月～2017 年 1 月又行放疗 30 次。2017 年 1 月 3 日出现左侧脸颊疼痛,伴左耳流脓,于外院就诊,予以抗感染、留置耳内引流管等处理,此后流脓减轻。近 2 月,患者时有头部胀痛,伴左耳胀痛,痛连左半头颅,无流脓、发热,经过止痛、抗感染等保守治疗后未见好转。2017 年 8 月 24 日 MRI 检查示鼻咽癌放疗后改变,鼻咽部软组织增厚,伴左侧咽后淋巴结肿大。2017 年 9 月 4 日于复旦大学附属眼耳鼻喉科医院行鼻内镜下鼻咽骨坏死清除术。术后病理:(左侧咽隐窝)纤维素性渗出及少量坏死,见散在不典型的细丝状结构。(鼻咽顶)黏膜及肉芽组织慢性炎,被覆鳞形上皮增生,部分呈乳头状,间质纤维组织增生,并见坏死。CKpan(上皮+),34βE12(上皮+),Ki-67(20%+),LCA(淋巴细胞+),P40(上皮+),CK5/6(上皮+),EGFR(上皮+)。此后长期随访颈部 CT、鼻咽部 MRI 无特殊。自发病以来患者无体重下降。

中医四诊 ▶ 患者目前时有左耳肿痛,听力下降,头部稍胀痛,乏力,口干,胃纳一般,无发热、汗出,无咳嗽、咳痰,二便正常,夜寐欠安,舌红、苔少,脉细。

既往史 ▶ 否认内科疾病史。已绝经 2 年。

西医诊断 ▶ 鼻咽癌。

中医诊断 ▶ 石上疽。

辨证 ▶ 气阴两虚,痰毒瘀结。

治法 ▶ 益气养阴,解毒散结。

处方 ▶ 生黄芪 15 g、牡丹皮 15 g、生地黄 24 g、玄参 15 g、水牛角 30 g、地骨皮 12 g、山药 12 g、麦冬 12 g、天冬 12 g、苍耳子 15 g、白花蛇舌草 15 g、金银花 30 g、大枣 20 g、枸杞子 12 g、炙甘草 12 g,14 剂。

用法 ▶ 每日 2 次,每次 200 mL,饭后 1～2 h 服用。

按语 本病属中医学"石上疽"的范畴。《诸病源候论》云:"此由寒气客于经络,与血气相搏,血涩结而成疽也。其寒毒偏多,则气结聚而皮厚,状如痤疖,硬如石,故谓之石疽也。"患者女性,年过半百,正气不足,脏腑功能虚衰,运化功能失常,痰浊瘀毒留滞,肝气郁结,阻滞气机,痰瘀热毒胶接,鼻络受阻,积聚而成,壅塞日久,发为石上疽;复加放化疗,耗气伤阴,邪毒上犯清窍,阴液受损,失于濡养,而见口干;正气虚弱,局部肿瘤阻塞脉络,故头胀耳胀、舌红、苔少,脉细。证属气阴两虚之证。治拟益气养阴,解毒散结。

范教授认为中药应全程干预肿瘤患者的治疗,对于早、中期患者,在放化疗的基础上,适当服用中药,能增强免疫力、提高生活质量以及减轻放化疗的毒副作用等。该患者于2014年6月确诊为鼻咽癌,定期复查CT、MRI未见复发转移,肿瘤控制稳定,但时有放射性炎症引起的头痛、耳胀、口干等症状,中医称之为"药毒",予以中药减缓药毒,提高生活质量。

该患者需要注意头痛、头胀、耳胀情况,如出现发热、耳部流脓,则须结合抗感染、营养支持等治疗。根据此患者症状及舌苔、脉象特点,病属中期,体质尚好,以攻邪为主佐以扶正。(袁旭)

三、擅长舌诊,辨清阴阳

肿瘤患者的基本病机为痰毒血瘀交阻,郁而化热,最易伤阴,或病程长,脾胃亏虚,化生不足,所以肿瘤患者出现阴津损伤很常见。国医大师刘嘉湘通过舌象来区分伤津、伤阴或脱液,范忠泽教授将此学术思想进一步发展。

1. 重调气阴而不拘于气阴

范忠泽教授认为,正气有阴阳气血之分,辨证有脏腑经络之别。扶正法辨证,以脏腑经络为纲,气血阴阳为目,纲举目张。他认为,正虚之人,一旦形成肿瘤,最易耗伤人体气阴,肿瘤患者气阴受损者十之八九。

他遵循刘嘉湘教授的告诫:"疗肿瘤之疾,气阴不可不顾,气复阴还则病势为顺,气衰阴耗则病势为逆",通过观察患者舌苔来区分耗伤气阴之程度。口干、苔薄而干或舌尖红为伤津,治拟养阴生津,投以甘寒气薄之品,芦根、石斛、花粉之类;口渴、舌红少苔为伤阴之症,治拟养阴,甘寒咸寒之品并用,投以玄参、麦冬、玉竹、黄精等气厚之品;放化疗后舌红苔少而舌根黄腻为药毒伤阴之症,除了养阴,必佐以清血分热或清热解毒之品,如生地黄、水牛角、牡丹皮、金银花、连翘、蒲公英等;放化疗后舌红绛苔少为药毒伤阴夹虚热证,可用滋阴清热降火之品,如玄参、地骨皮、青蒿、银柴胡、知母、黄柏等;舌质红绛,舌干而瘦,或舌光如镜为阴津枯竭之象,治拟育阴救阴,非龟板、鳖甲之类血肉有情之品而不救,投三甲复脉汤之类,龟板、鳖甲不仅有育阴滋阴之功,而且有软坚消结的作用,对肿瘤患者可谓"一箭双雕"。

2. 重温阳而不限于温阳

范忠泽教授认为,肿瘤患者多年老体弱,随着病情发展,不仅气阴受损,更会阴病及阳,最终导致阴阳两虚。他根据张景岳"阴中求阳"的理论,通过不同患者舌质、舌苔的变化,在养阴滋阴的同时,不忘温阳。

根据肿瘤所处的部位不同,舌质、舌苔反映出来的色泽也不同。肺处于上焦,为娇脏,易受外邪入侵,肺癌患者以热毒伤阴、气阴两虚证为多见。其舌质通常偏红,舌苔往往偏少,而随着肿瘤的发展,阴虚症状加重,阴损及阳,一些晚期患者舌质开始转白,变苍老,舌苔光剥。其治疗除了益气养阴之品,如天麦冬、南北沙参、石斛、生地黄外,可佐以温阳之品,如淫羊藿、仙茅、肉苁蓉、巴戟天等。胃肠道属腑,以通为用,如脾阳不振,运化失健,复感寒邪则易生积聚。如停于消化道,日久则腑气不通,气滞血瘀,最终阴阳两虚,其舌质淡红、偏嫩,苔白。其治疗除了益气健脾理气之品,如白术、茯苓、炙甘草、枳壳、枳实、厚朴外,可佐以温阳散寒之品,如干姜、吴茱萸、熟附子、豆蔻、砂仁等。任何肿瘤,失治误治,或病情进展迅速,导致正气亏虚,最终影响气血滋生。范教授认为,晚期肿瘤须调节阴阳,以补为主。在温阳的同时,根据肿瘤不同特点,佐以滋阴、益气、理气、化痰之品,使阴阳平衡、气血顺畅。

3. 舍脉从证,唯舌不忘

舌脉在中医辨证论治中具有重要的地位,然而舌与脉究竟孰重孰轻,范教授认为,在肿瘤患者中,舌诊重于脉诊。

一方面,舌为心之苗,脾之外候,苔由胃气所生。心为五脏六腑之大主,望舌可以反映五脏六腑的盛衰变化,尤其是中焦脾胃的运化功能。对于肿瘤患者来说,如果其仍为"淡红舌,薄白苔",则反映气血充盈,中焦健运,预后尚佳,且攻且补。如果其舌色深红,苔黄腻,则反映邪热内盛,癌毒壅滞,或伤于药毒,正气不虚,预后不佳,宜攻不宜补。如果其舌色淡白,舌苔白或少,则反映气血不充,运化失司,正虚而邪不实,预后不佳,宜补而不宜攻。所以,通过舌诊可察觉肿瘤患者气血阴阳变化、脏腑功能、预后情况,以辨证用药。

另一方面,范教授认为,现代中医需要审时度势,与时俱进。在新冠疫情大背景下的中医肿瘤科医生,更需要掌握互联网手段,进行远程诊疗。远程诊疗无法进行体格检查和脉诊,当"舍脉从舌"——除了询问病史,最直观的就是查看舌色、舌苔、舌态变化。这样可规避地域限制,规避年老体弱患者出行不便,规避疫情因素,从而使患者得到及时诊疗而获益。

4. 医案举例

～ 医案 ～

鲍某,男,91岁。初诊:2021年3月10日。

病史 ▶ 患者于2017年11月21日因"直肠癌"在普陀区中心医院外科行"腹腔镜直肠癌根治术(Dixon)"。术后病理:中-低分化腺癌。免疫组织化学:CK7-,CK19+,CK20部分+,CDX-2+,Villin+,cerbB-2-,S-100-,Ki-67>40%;标本类型:直肠癌切除标本;肿瘤部位:距一侧切缘0.3cm,另一侧切缘3cm;大体类型:溃疡型肿块(5cm×3.5cm×0.9cm);组织学类型:中-低分化腺癌;肿瘤浸润深度:浸润肠壁全层脉管(+)神经周围(+);切缘:上、下切缘无癌细胞(-),下切缘见17-15082;区域淋巴结:找见直肠脂肪组织内淋巴结5枚,癌转移率4/5。术后曾以卡培地滨片(希罗达)口服化疗。2019年10月复查腹部CT示肝内转移待排;11月6日超声造影检查示肝左叶低回声区,范围约19mm×19mm,边界尚清,回声不均匀;彩色多普勒血流成像(color Doppler flow imaging,CDFI)未见明显彩色血流,肝实质性占位,考虑转移。外科予以替吉奥后,因反复腹泻而停药。2019年11月—2020年8月于中医肿瘤科行肝区高强度聚集超声治疗(HIFU therapy)多次。2020年6月29日复查CT示肝内多个稍低密度灶。11月4日复查CA199:238.65U/mL,CEA:32.46ng/mL,考虑疾病进展,11月6日起口服卡培他滨片化疗至今。具体方案:卡培他滨片1000mg,每日2次,口服,d1~d14。

中医四诊 ▶ 患者目前乏力,胃纳不佳,口苦咽干,偶有恶心,头晕目眩,头痛不明显,右上腹偶有疼痛,腰膝酸软、无腹胀、发热、咳嗽、咳痰、胸痛、汗出,二便正常,夜寐不安,舌质红、苔薄白。

西医诊断 ▶ 直肠癌术后,肝转移。

中医诊断 ▶ 肠积。

辨证 ▶ 脾肾亏虚,气滞毒聚。

治法 ▶ 补肾健脾,理气解毒。

处方 ▶ 黄芪30g、熟地黄15g、生地黄12g、山茱萸9g、山药15g、泽泻12g、茯苓12g、牡丹皮12g、预知子30g、厚朴12g、枳壳15g、半枝莲30g、藤梨根15g、瓦楞子30g、焦神曲15g、焦山楂15g、炙甘草12g,7剂。

按语 因疫情原因,患者无法到诊室,无法体格检查与脉诊,故视频接诊。问其病史,查看其舌苔,发现该患者年老体弱,肿瘤已属于晚期,故主要以正虚为主。范教授认为,肠癌通常先是由于饮食失调、劳倦过度、年老体衰、情志不畅等因素,导致脏腑功能失调、正气虚损,然后感受外邪,内有"癌毒",内外合邪,阴阳失衡,瘀血痰浊滞留,癌毒蓄而不散,壅于大肠,发而成瘤。

大肠癌早期正盛邪实,治宜攻邪为主;中期正邪俱伤,治宜攻补兼施;晚期邪盛正虚,治宜扶正为主、佐以攻邪。祛邪可清热利湿、驱毒化浊、辛散温通、消导通滞、行气活血、散结软坚、攻下逐瘀等,扶正可健脾和胃、滋养肝肾、温补脾肾、益气补血、回阳固脱等。虚证同时多兼夹湿、痰、热、毒、瘀等标实症状,或以实证表现为先为主。中医治疗大肠癌不仅要对症下药,还要把握好疾病发生、发展的规律,标本兼顾、辨证论治。根据此患者症状及舌苔,治拟补肾健脾,理气解毒。(袁旭)

四、取长补短,中西合璧

毛主席早在20世纪60年代即提出"中西医结合"这一科学主张和医学发展方向,我国的医疗实践证明中西医结合是未来医学发展的必然方向,60年来的医疗实践证明这个提法是具有战略性的。陈竺院士指出,中西医结合是东方和西方两种认知力量的汇聚,是现代医学向更高境界提升和发展的一种必然趋势[1]。基于中医药在我国卫生事业的历史地位和理论实践,恶性肿瘤的中医药治疗一直是研究的热点,随着现代医学技术的不断突破和中医药独特优势的显现,肿瘤的中西医结合临床治疗已成为主流趋势。

1. 中西医结合的理论探索

中医学对肿瘤的发病原因,包括外因和内因两个方面。外因包括外感六淫、饮食所伤、情志失调,以致邪毒蕴结于经络脏腑;内因为正气虚弱、阴阳失调、气血运行失常,以致脏腑功能失调。内因是肿瘤发病的内在依据,外因是肿瘤形成的重要条件。患者正气不足,脏腑功能失调,以致邪毒乘虚而入,蕴结于经络、脏腑,使得机体阴阳失调,气血功能障碍,导致气滞、血瘀、痰凝、毒聚相互胶结的病理变化,日久形成肿瘤。

现代医学认为恶性肿瘤的发生是细胞生长异常、分化失控的结果,对肿瘤病因的认识也从单一的物理致癌、化学致癌、病毒致癌、突变致癌等发展到多步骤、多因素致癌的理论,在基因分子水平阐释恶性肿瘤的发病机制,寻找治疗靶点。

随着对肿瘤发病认识的不断深入,中医理论认识水平也在与时俱进,从宏观向微观发展,不断丰富。中医理论从辨证论治和整体观念发展为辨证辨病结合,整体结合局部,宏观结合微观等。理论认识的丰富发展指导着中医药治疗走向一个新高度。"全身扶正、局部治癌"就是中西医结合理论的创新性提法和实践。

2. 中西医结合的治疗探索

中医学治疗肿瘤总体分为扶正和祛邪两大部分。扶正法指扶助人体正气,提高机体抗病能力,目的是补益气血津液,提升脏腑功能,具体治法包括益气健脾、温肾壮阳、养阴生津、滋阴补血。祛邪法指祛除邪气,邪去则正安,具体治法包括活血化瘀、清热解毒、化痰软坚、理气降逆等,其中还包括毒性药物的使用,即以毒攻毒法。此外,中医学还有针灸、推拿、穴位敷贴、中药外洗外敷等适宜技术,在肿瘤的中医治疗中也发挥着重要的作用。中医学的辨证论治和整体观念体现了个性化的治疗特点,即其灵活性很强,决定了中医药治疗可以在各类人群、各种肿瘤以及肿瘤的各个阶段进行推广应用。

现代医学治疗肿瘤除了传统的手术、化疗、放疗以外,近 20 年来,靶向治疗、生物治疗、免疫治疗等新的治疗方法登上历史舞台,一些既往难治的恶性肿瘤患者的生存期得到明显延长,治疗水平取得了突破。多学科综合治疗已经成为恶性肿瘤的标准治疗模式。但是,任何一种治疗都有其局限性。传统的手术,要求患者身体具备基本的手术条件,化疗耐药及其较大的毒副作用限制了化疗的广泛应用,放疗技术的发展也未能完全避免放射线引起的正常组织的损伤,靶向药物使用后新的局限性和其副作用凸显,免疫治疗引起的超进展和免疫风暴也让这种最新的治疗方法蒙上阴影。《恶性肿瘤中医诊疗指南》[2]提出了 5 种中医治疗肿瘤的模式,单纯中医治疗模式是指用中医辨证论治方法治疗肿瘤,其他 4 种模式为防护、加载、巩固、维持治疗,是指与手术、放疗、化疗、靶向、内分泌等治疗同时或序贯进行。术前应用可以提高患者对手术的耐受性,创造手术条件;术后应用则促进术后损伤的修复;化疗期间应用则可以减轻化疗的毒副作用,延缓化疗耐药的发生;放疗后应用中药也有利于损伤组织的修复。靶向药物的不良反应包括皮疹、高血压、心脏毒性、蛋白尿等在中医药辨证论治的指导下都能找到合适的方法和药物等,所以,中医药在肿瘤的综合治疗中要解决"择机""择法"

"择药"的问题,这些问题解决好了,那中西医结合的治疗方案就成功了。可以说科学的中西医结合综合治疗模式是肿瘤综合治疗模式的高级阶段。

3. 中西医结合的疗效探索

提高疗效治愈肿瘤患者是肿瘤治疗的最终追求的目标,现代医学评价肿瘤治疗的近期客观疗效仍以瘤灶的缩小为第一目标,总生存期的延长为最重要的远期目标。随着肿瘤生存期的逐步延长,无疾病进展生存时间成为研究中最重要的疗效指标。总之,客观指标是现代医学评判肿瘤疗效的标尺。而中医学提倡天人合一,更注重治疗后的个人体验,对瘤灶的总体疗效是非常有限的,由此逐渐提出了"人瘤共存"的治疗思想。随着对恶性肿瘤发病机制在基因分子水平上的认识,西医的抗肿瘤治疗越来越呈现出精准的个体化特点,与中医学一人一方的个体化治疗优势可谓琴瑟相合,不论是西医治疗的对"瘤",还是中医治疗的对"人",总体对理想疗效的追求使现代医学和中医学殊途同归。我们要清醒地认识到中西医结合绝不是简单的相加和堆砌,而是科学意义上的融合,中西医结合治疗肿瘤的探索方兴未艾。

4. 中西医结合治疗恶性肿瘤的思路

范教授认为不论是现代医学还是中医学,都是指导肿瘤治疗的科学体系。学习和全面掌握这两个科学体系的相关理论是每一个肿瘤工作者提升肿瘤诊疗水平的必要前提和基础。范教授常常鼓励大家勤学习、多读书,及时了解和掌握现代医学的新进展、新动态,同时也强调中医药经典著作的精读要古为今用。中医肿瘤学作为单独学科起步较晚,从中医典籍中寻求答案,是中医肿瘤工作者学习古人治癌经验的一个重要途径。范教授认为,有效使用中西医联合治疗,能起到事半功倍的效果。临床实践中,要准确把握中医药的治疗目的,术后预防复发转移,带瘤者预防疾病进展,治疗进行中拮抗放化疗的毒副作用,同时结合身心调护。既要肯定中医药治疗肿瘤的作用,又不能过分夸大其疗效,同时也不能忽视部分中药长期使用可能出现的肝肾功能的损害等。现代医学治疗肿瘤有很多的指南可以参考,指南针对的是一大类人群,对一个类似的群体来说是可以通用一个方案。传统医学虽然也有辨证分型的归类,对一个群体可以采用"异病同治"或者"同病异治"的方法,但就每个患病个体而言,除了考虑"病""证"以外,还要兼顾精神情绪、生活习惯等,所以"一人一方"更能代表中医的处方特点。随着人类基因组及相关技术的发展,现代医学对肿瘤的认识也趋于精准,治疗群体的分类更加细致,出现了精准医学的概念。可见,不论是中西还是西医,追求的最终目标是一致的。

5. 医案举例

医案 ①

樊某,女,70 岁。初诊:2019 年 5 月 22 日。

病史▶ 患者因刺激性干咳就诊。2019 年 4 月 29 日在上海市肺科医院行右肺中下叶切除术。术后病理:(右中下叶)腺癌,中分化,胸膜浸润(一),支气管切缘(一),脉管内癌栓(一),p - $T_2N_0M_0$,Ⅰ B 期。术后患者反复咳嗽求治中医。

中医四诊▶ 患者活动后略气促,咳嗽时作,有痰色黄,难咯,胃纳尚可,大便黏滞,量少次多,稍有里急后重感,舌淡暗、苔薄黄腻,脉滑数。

西医诊断▶ 原发性支气管肺癌,右肺癌术后 p - $T_2aN_0M_0$,Ⅰ B 期。

中医诊断▶ 肺积。

辨证▶ 湿热内蕴,气机不畅。

治法▶ 清热利湿,行气化瘀解毒。

处方▶ 生黄芪 30 g、北沙参 15 g、石上柏 30 g、石见穿 30 g、炒谷麦芽各 30 g、鱼腥草 30 g、焦楂曲(各)18 g、半枝莲 30 g、浙贝母 18 g、桑叶 15 g、黄芩 9 g、金荞麦 30 g、木香 12 g、黄连 3 g、鸡内金 18 g、炮姜 9 g,14 剂。

用法▶ 每日 2 次,每次 200 mL,饭后 1～2 h 服用。

二诊▶ 2019 年 6 月 5 日。

中医四诊▶ 咳嗽略减,气短,活动后明显,黄痰减少,易咯出,胃纳可,大便黏滞不爽,里急后重感减轻,痔疮肿痛,舌暗红、苔薄黄略腻,脉滑数。

辨证▶ 湿热下注,瘀毒内结。

治法▶ 清热化瘀解毒。

处方▶ 原方加海蛤壳 30 g、紫花地丁 15 g、野菊花 18 g。

三诊▶ 2019 年 6 月 19 日。

中医四诊▶ 痔疮肿痛除,已无里急后重,咳嗽减轻,气促已不明显,大便溏薄,舌淡红、苔薄白腻,脉滑数。

辨证▶ 痰湿内阻。

治法▶ 健脾化湿解毒。

处方▶ 上方去海蛤壳、紫花地丁、野菊花,加苍术 18 g、厚朴 12 g。

四诊▶ 2019 年 7 月 3 日。

中医四诊 ▶ 患者咳嗽少作，偶有少量黄痰，无发热，活动后无气促，大便偏稀，日行 1～2 次，无腹痛，舌淡红、苔薄白，脉滑数。

辨证 ▶ 湿热内阻。

治法 ▶ 健脾化湿解毒。

处方 ▶ 上方去六神曲、桑叶。

五诊 ▶ 2019 年 7 月 17 日。

中医四诊 ▶ 患者偶有咳嗽，较前明显减轻，少量白痰，易咯出，无发热，活动后无气促，大便偏稀，日行 1～2 次，舌淡红、苔薄白，脉滑数。

辨证 ▶ 湿热内阻。

治法 ▶ 清热化湿解毒。

处方 ▶ 上方加茵陈 15 g、豆蔻 3 g。

六诊 ▶ 2019 年 8 月 28 日。

中医四诊 ▶ 患者咳嗽较前明显减轻，少量白痰，略感胸闷，脘腹胀满，大便稀溏，日行 4～5 次，舌淡红、苔薄白腻，脉滑数。

辨证 ▶ 湿浊中阻，气机不畅。

治法 ▶ 清热化湿，理气解毒。

处方 ▶ 上方加藿香 9 g、佩兰 9 g、滑石 18 g、大豆卷 15 g。

七诊 ▶ 2019 年 9 月 11 日。

中医四诊 ▶ 患者少咳，少痰，胃纳可，大便日行 1～2 次，成形，舌淡红、苔薄白，脉细。

辨证 ▶ 肺脾气虚。

治法 ▶ 益气健脾解毒。

处方 ▶ 原方去藿香、滑石、大豆卷、茵陈。

患者于 2019 年 9 月底复查胸部 CT 提示病情稳定。目前患者症情稳定，随访中。

按语 肺癌是常见的恶性肿瘤之一，属于中医学"肺积""咳嗽""息贲""胸痛"等范畴，病位在肺，而肺为娇脏，喜润恶燥，因正气虚损，阴阳失衡，六淫之邪乘虚入肺，导致脏腑功能失调，肺气郁结，宣降失司，气机不利，血行受阻，津液失于输布，津聚成痰，痰凝气滞，瘀阻络脉，于是痰气瘀毒胶结，日久

形成肺部恶性肿瘤,正如《杂病源流犀烛》云:"邪居胸中,阻塞气道,气不宣通,为痰……为血,皆得于正相搏,邪既胜,正不得而制之,遂结成形而有块",总为本虚标实之证。该患者肺癌术后,为正气不足,肺脾两亏,痰浊内阻,肺气失于宣发和肃降,而出现咳嗽气促之表现,故以生黄芪、北沙参益气养阴扶正,该患者同时表现为黄痰难咯出,苔黄腻,脉滑数,为脾虚痰湿不化、蕴肺化热之象,故给予黄芩、鱼腥草、野荞麦等清热解毒之品,同时患者舌质偏暗,结合患者肿瘤术后病史,有瘀滞表现,故给予石见穿、石上柏等清热解毒化瘀之品。肺与大肠相表里,湿热下注大肠,而见大便黏滞不爽、里急后重之证,故以木香、黄连二药清热燥湿理气,缓解里急后重。初诊患者湿热较盛,以清热解毒为主,药性寒凉,故以炮姜温阳反佐,以防苦寒伤阳之变。二诊患者肺热略减,但湿热下注肛门,痔疮肿痛,故加紫花地丁、野菊花以加强清热解毒之效,同时患者气促明显,给予海蛤壳纳气平喘。三诊患者气促已除,热毒再减,但湿邪滞留,湿浊中阻,脾不升清,而见大便溏薄,故去苦寒之地丁、菊花,而加苍术、厚朴等苦温燥湿之品,以燥湿健脾。四诊、五诊疾病向愈,减寒凉之品桑叶,加燥湿之剂豆蔻继续服用。六诊患者咳嗽气促已不明显,以脘腹胀满、大便稀溏次多为主要表现,结合时令已近长夏,正如张景岳所言"长夏应脾而变化",湿为长夏主气,易伤人阳气,尤其脾阳,故随时令变化及时以藿香、佩兰、滑石、大豆卷化湿邪,间接燥脾,保护生化之源,方得气血充盛,阴阳平衡,取得良好的临床疗效。总结该治疗过程,患者年逾古稀,正气不足,加之手术创伤,更伤正气,肺脾不足,故治疗给予培补正气、培本的同时,注意标本兼治,先后以清热解毒化瘀等治疗,并在病程中及时调整用药,辨证论治,并因时治宜,体现了中医药治疗恶性肿瘤的精妙之处以及个体化优势。

医案 2

李某,男,56岁。初诊:2021年4月7日。

病史　2019年6月行直肠癌根治术。病理:直肠腺癌。术后化疗6次。2020年8月发现肝转移,行肝转移灶手术切除,又行8个疗程化疗。2021年1月化疗结束。3月发现双侧肾积水,少量腹水,未见肿块,肌酐40～60 mg/mL,复查CEA、CA199在正常范围。

中医四诊　患者进食则呕,腹胀,小便量偏少,肛门痛,舌质偏红、苔净,脉细。

西医诊断 ▶ 直肠癌术后肝转移术后。

中医诊断 ▶ 积证。

辨证 ▶ 脾虚痰湿,痰毒互结,胃失和降。

治法 ▶ 健脾理气,降逆解毒。

处方 ▶ 旋覆花12g、代赭石30g、太子参12g、竹茹12g、陈皮9g、姜半夏9g、姜黄连3g、苏叶梗(各)9g、枳实9g、大腹皮15g、猪苓24g、茯苓24g、猫人参30g、藤梨根30g、薏苡仁30g、徐长卿30g、鸡内金12g、谷麦芽(各)30g、枇杷叶12g、淫羊藿15g,14剂。

用法 ▶ 每日2次,每次200mL,饭后1~2h服用。

二诊 ▶ 2021年4月21日。

中医四诊 ▶ 进食则呕减少,小便不利,苔花剥、质淡红,脉细。

辨证 ▶ 脾气亏虚,瘀毒内结。

治法 ▶ 益气健脾解毒。

处方 ▶ 原方去淫羊藿、徐长卿,加制南星12g、吴茱萸3g、佛手9g、天龙6g。

三诊 ▶ 2021年5月12日。

中医四诊 ▶ 腹大,尿少,进食则呕减少,苔净、质淡红,脉细。

辨证 ▶ 脾气亏虚,瘀毒内结。

治法 ▶ 益气健脾解毒。

处方 ▶ 太子参12g、生白术9g、猪苓24g、茯苓24g、陈皮9g、姜半夏12g、川黄连3g、苏叶梗(各)9g、吴茱萸3g、腹水草30g、大腹皮15g、猫人参50g、藤梨根30g、丹参15g、枳实12g、泽泻30g、薏苡仁30g、鸡内金12g、谷麦芽(各)30g、杏仁9g、天龙6g,14剂。

四诊 ▶ 2021年5月26日。

中医四诊 ▶ 略感腹胀,尿量增加,呕逆大减。

辨证 ▶ 脾气亏虚,瘀毒内结。

治法 ▶ 益气健脾解毒。

处方 ▶ 原方继服。

按语 肠癌多由于正气本虚,加之饮食不节、情志失调等原因导致脏腑功能受损,气血津液失于正常输布,湿热痰瘀内停,结于肠道,影响大肠运化功能，久酿成毒。该患者为中年男性，经过手术、化疗等正气更伤，脾胃受损，脾失运化，痰湿内生，痰浊上犯，呕逆大作，湿蕴化热，湿热作祟，胃气不降。故给予旋覆代赭汤化痰降逆止呕，同时合温胆汤清湿热以止呕获效。热邪有伤阴之势，利水也有伤阴之弊，故及时去温燥伤阴之品，给予猪苓等利水不伤阴之物，及时顾护正气，疗效持久。肺与大肠相表里，取杏仁一味有提壶揭盖、宣肺利水之效。此医案提示中医药在化疗后康复中也大有作为。（梁芳）

五、治疗肺癌，重视益气温阳

据 2024 年国家癌症中心发布的统计数据显示：2022 年肺癌新发病为 106.06 万例，发病率为 201.61/10 万，为男性发病和死亡的首位。肺癌的发生由于正气虚损、阴阳失调、邪毒内侵、痰湿内聚，导致肺气郁结、宣降失司，气机不畅。气滞血瘀，痰瘀交阻于肺，日久形成肺癌。肺为娇脏，喜润而恶燥。范教授治疗肺癌强调扶正培本，抓住正虚之本，根据气血阴阳、不同脏腑之虚辨证论治。应用扶正法辨治肺癌，尤其突出肺脾肾三脏的作用，因肾为先天之本，脾为后天之本，先后天不足则正气必然匮乏，而易致肺癌的发生和加重，故治从肺脾肾三脏的虚损状态入手，兼顾三脏之间的相互作用。范教授根据肺脏的病理生理特点，通过对肺癌临床特点和演变规律的临床研究，认为肺癌除气阴两虚外，气阳两虚证亦为常见，故治疗以益气温阳为主。

《灵枢·刺节真邪》曰："积之始生，得寒乃生，厥乃成积也"，说明肺癌的发生与寒邪损伤阳气或素体脾肾阳虚有关，阳气虚可见咳唾痰涎、胸腔积液等气化不足之症，也可因阳虚不能温煦而致血瘀之症。《素问·调经论》曰："血气者，喜温而恶寒，寒则泣而不能流"。范教授早在 20 世纪 80 年代就开始阳虚型肺癌的临床和基础研究，并明确了温阳补肾法治疗后可使阳虚型肺癌患者的免疫功能得到提高、症状好转、生存期延长。其自拟益气温阳合剂的实验研究发现，可明显升高小鼠的脾指数，增加淋巴细胞和巨噬细胞功能，对小鼠的生存期有保护作用。他认为阳虚作为肺癌的病因之一不能忽视，肺癌初期和肺癌的发展过程中都可见到肺脾两虚、脾肾阳虚、肺肾两虚等证型，一旦辨证明确，就可以大胆地投用益气温阳补肾药物，不必拘泥于肿瘤患者忌用温阳药的传统观点，只要细查明辨，会收到满意的临床效果。

肉苁蓉、淫羊藿、葫芦巴、菟丝子、仙茅、锁阳、补骨脂、巴戟天是范教授临床温肾的常用药,其中肉苁蓉、淫羊藿运用最广。具体方法有温肾健脾、温肾壮阳、温肾滋阴、温肾填精等。温肾与滋阴合用法,常用于肺癌晚期,或气阴两虚日久,阴损及阳、阳损及阴,常现阴阳两虚之候,药用淫羊藿、肉苁蓉、仙茅、薜荔果、锁阳、补骨脂、巴戟天等以温肾助阳,北沙参、天冬、生地黄、熟地黄、黄精、玄参、龟甲等滋补肺肾,使"阳得阴助而生化无穷,阴得阳升而源泉不竭",并用养阴药的滋润以制阳药的温燥,温而不燥,滋而不腻。临床见肾阳亏虚、脾阳不振者,温肾与健脾合用,常于淫羊藿、巴戟天、菟丝子等温阳药中,伍以党参、生黄芪、白术、茯苓、山药、薏苡仁等健脾益气之品。肺癌伴有胸腔或心包积液者,常用温肾利水法,以桑白皮、猫人参、葶苈子、大枣泻肺利水,以党参、白术健脾益气化湿,以葫芦巴、淫羊藿、肉苁蓉、菟丝子等温肾阳,佐以茯苓、猪苓、车前子等利水渗湿,另常加桂枝以通阳利水,助温肾药以温化水湿。配以预知子、瓜蒌皮理气宽中,使气行则水行;积液多者,选加川椒目、防己、泽漆等以利水消肿、清肺止咳。肺癌的邪实辨证以痰瘀毒内结为主,针对肺癌局部之邪实,常选用石上柏、石见穿、白花蛇舌草、蚤休、苦参等清热解毒,夏枯草、生南星、生牡蛎、海藻、昆布、蛇六谷等软坚化痰,石打穿、土鳖虫、鬼箭羽、莪术等活血化瘀。

医案举例

医案 1

唐某,男,77岁。初诊:2017年9月13日。

病史▶ 患者2014年4月29日于上海交通大学医学院附属瑞金医院行右肺上叶肿瘤切除术。病理:浸润性腺癌,未累及胸膜。2017年7月24日胸部CT检查示两肺小结节较2017年4月增多增大。2017年9月6日头颅MRI检查示双基底区、侧脑室多发性脑梗死,老年脑。上海交通大学医学院附属瑞金医院2017年9月11日PET/CT检查示右肺上叶片状影,双肺多发结节FDG(一),较2017年7月24日CT部分消失变小,右肺门纵隔淋巴结FDG增高。

中医四诊▶ 消瘦,胃纳一般,二便调,夜寐一般,自觉乏力、咳嗽、少痰,两锁骨上淋巴结(一),舌淡红、苔薄白,脉细。

西医诊断▶ 肺癌术后。

中医诊断▶ 肺积。

辨证▶ 脾肾亏虚,邪毒内蕴。

治法 ▶ 健脾补肾,清热解毒。

处方 ▶ 生黄芪30g、白术9g、茯苓12g、升麻9g、柴胡9g、淫羊藿15g、绞股蓝15g、淡附子15g、毛冬青12g、丹参15g、鱼腥草30g、野荞麦30g、红豆杉3g、瓦楞子30g、香附15g、蚤休15g、山药12g、猫人参15g、生甘草9g、大枣30g,14剂。

用法 ▶ 每日2次,每次200mL,饭后1~2h服用。

二诊 ▶ 2017年10月11日。

患者服用吉非替尼片(易瑞沙)2个月,全身出现皮疹,咳嗽缓解,仍有反酸,纳差,胃部不适,夜寐欠安,舌淡红、苔薄白、脉细。

辨证 ▶ 脾虚气滞,心神不宁,湿热郁表。

治法 ▶ 健脾理气,养心安神,清热凉血。

处方 ▶ 生黄芪12g、白术9g、茯苓9g、木香9g、香附9g、黄连3g、吴茱萸3g、荜茇9g、九香虫9g、瓦楞子30g、苦参9g、地肤子9g、牡丹皮9g、石打穿12g、白花蛇舌草15g、酸枣仁12g、灵芝15g、夜交藤15g、生甘草9g、大枣30g,14剂。

三诊 ▶ 2018年5月9日。

诸症平稳,舌淡红、苔薄白、脉细。

辨证 ▶ 气阳两虚,邪毒内蕴。

治法 ▶ 健脾温肾,清热解毒。

处方 ▶ 生黄芪12g、白术12g、茯苓12g、北沙参15g、天冬12g、鱼腥草12g、野荞麦15g、淫羊藿15g、淡附子15g、毛冬青12g、丹参12g、夏枯草12g、白花蛇舌草15g、红豆杉3g、陈皮9g、半夏9g、瓦楞子30g、生甘草9g、大枣30g,14剂。

患者坚持靶向和中药治疗,随访至2023年2月仍病情较稳定。

按语 范忠泽教授治疗老年肺癌患者积累了丰富的经验,基于《灵枢·刺节真邪》"积之始生,得寒乃生,厥乃成积也"的理论指导,突破传统以清热解毒为主治疗肺癌的局限,应用益气温阳法治疗肺癌取得了较满意的疗效。本案患者年老体虚,脾肾亏虚,治疗选补中益气汤加温补肾阳之品,一方面用于改善患者乏力、纳差症状;另一方面达到温阳散结的预期。范教授常用淡附子和毛冬青治疗老年肿瘤患者,在改善乏力、怕冷、气促等症状方面取得了较好的疗效,根据范教授经验,阳虚症状突出,附子可以用量大一点。治疗过程中亦有养阴与温阳共用,寓"阴阳互生"之义。

医 案 2

沈某,男,60岁。初诊:2017年8月30日。

病史 ▶ 患者 2017 年 3 月 14 日在上海交通大学医学院附属胸科医院行电视胸腔镜手术(video-assisted thoracis surgery,VATS),并行右肺中下叶切除。病理:右肺下叶背段鳞状细胞癌,角化型,大小 3.5 cm×3 cm×3 cm,侵犯脏层胸膜,伴同叶肺内多发转移。右肺中下叶支气管切断见癌累及。淋巴结 1/9(＋)。分期 $p-T_3N_1M_0$,ⅢA 期。术后 2017 年 4～7 月行吉西他滨和奈达铂化疗 5 个周期,放疗 2 次。

中医四诊 ▶ 一般情况可,胃纳一般,二便调,夜寐一般,自觉乏力、咳嗽,少痰,两侧锁骨上淋巴结(－),舌红、苔薄白,脉细弦。

西医诊断 ▶ 肺癌术后。

中医诊断 ▶ 肺积。

辨证 ▶ 气阴两虚,邪热蕴肺。

治法 ▶ 益气养阴,清热化痰。

处方 ▶ 生黄芪 30 g、白术 12 g、北沙参 30 g、天冬 15 g、百合 12 g、绞股蓝 15 g、淫羊藿 15 g、前胡 12 g、百部 12 g、鱼腥草 30 g、野荞麦 30 g、石上柏 30 g、石见穿 30 g、石打穿 30 g、蛇六谷 30 g、红豆杉 3 g、瓦楞子 30 g、柴胡 9 g、枳壳 12 g、大枣 12 g,14 剂。

用法 ▶ 每日 2 次,每次 200 mL,饭后 1～2 h 服用。

二诊 ▶ 2017 年 9 月 12 日。

前药合度,舌红,脉细。

处方 ▶ 生黄芪 30 g、北沙参 30 g、天冬 30 g、百合 15 g、淫羊藿 15 g、绞股蓝 30 g、菟丝子 30 g、鱼腥草 30 g、野荞麦 15 g、金蝉花 9 g、天龙 15 g、石打穿 30 g、蚤休 30 g、夏枯草 15 g、红豆杉 3 g、瓦楞子 30 g、生甘草 9 g、大枣 30 g,14 剂。

三诊 ▶ 2018 年 1 月 17 日。

外院行右下颌骨活检,上海交通大学医学院附属胸科医院会诊:鳞状细胞癌,转移可能性大。右侧颈部疼痛。查体:面色不华,右侧颈部肿大,苔薄,脉细。

处方 ▶ 生黄芪 15 g、白术 12 g、南沙参 30 g、北沙参 30 g、天花粉 30 g、淫羊藿 15 g、女贞子 15 g、肉苁蓉 30 g、望江南 30 g、蛇六谷 30 g、瓦楞子 30 g、红豆杉 3 g、七叶一枝花 15 g、泽漆 15 g、莱菔子 15 g、鸡内金 15 g、生甘草 9 g、大枣 30 g,

14 剂。

四诊 ▶ 2018 年 5 月 23 日，口干，大便先干后溏，每日 3～4 次。

处方 ▶ 生黄芪 12 g、白术 12 g、茯苓 12 g、山药 15 g、南沙参 15 g、北沙参 15 g、天冬 15 g、麦冬 15 g、百合 12 g、生地黄 12 g、升麻 15 g、桑白皮 12 g、鱼腥草 15 g、浙贝母 12 g、桔梗 3 g、夏枯草 12 g、白花蛇舌草 15 g、红豆杉 3 g、女贞子 30 g、垂盆草 15 g、生甘草 12 g、大枣 30 g，14 剂。

按语 "肺为娇脏，喜润而恶燥"，患者肺癌中晚期，经化放疗，正气损伤，气阴两虚。药用生黄芪、白术健脾益气，南北沙参、天麦冬、百合、生地黄和女贞子等养阴，佐以鱼腥草、蚤休、野荞麦、石上柏、石打穿和天龙等以清热解毒，化痰散结。范教授治疗肺癌方中于益气养阴和清热解毒方加淫羊藿、菟丝子、肉苁蓉、附子等温阳之品，寓"阳中求阴"之义，又防诸寒凉之品伤阳。

（韩建宏）

六、治疗消化道肿瘤，理气贯穿始终

消化道肿瘤的发生与患者的日常饮食、生活习惯等密切相关。据 2020 年全球癌症统计数据显示，我国癌症发病率占前 6 位，其中消化道肿瘤占一半，消化道肿瘤死亡数占 50.3%[3,4]，呈逐年增加的趋势。消化道肿瘤属于中医学"恶肉""息积""积聚"等范畴。

《素问·六微旨大论篇》提出："出入废则神机化灭，升降息则气立孤危。故非出入，则无以生长壮老已，非升降，则无以生长化收藏。"气机升降出入正常运行是机体生命活动的基础。《黄帝内经》云："若内伤于忧怒，则气上逆，气上逆则六输不通，温气不行。凝血蕴裹而不散，津液涩渗，着而不去，而积皆成矣"。脾主升清，胃主和降。长期情志不舒，肝气郁滞，脾胃升降失司，则百病丛生。由气滞进而致"瘀、湿、痰、毒"等病邪结聚，有形实邪，阻滞气机，日久成积，互为因果。日久不愈，变生多端，诸证丛起。

基于中医经典理论和临床实践经验，范教授认为消化道肿瘤多有气血瘀滞，贵以调气疏通，使气机条达则血行通畅，气血调和而达祛邪抗癌的目的。

胃癌初期或术后，脾胃升降失常，土虚木乘，壅滞脾胃，表现为食欲不佳、纳谷不馨、食后腹胀、嗳气吞酸、大便溏薄等症状。服用补益药过多则易滋腻碍胃，影响药物吸收,甚至助湿生痰,阻碍气血运行。因此范教授治疗胃癌特别强调"腑以通为用",常用理气药使之补而不滞,如用枳壳、木香、砂仁、佛手、绿梅花、香附、玫瑰花等理气而不伤阴之品,一方面使气机得以条畅,患者消化不良的症状得以缓解;另一方面使其他药物成分相对容易被机体吸收,提高了治疗效果。同时此类药具有抑制胃肠平滑肌收缩,保护胃黏膜,抑制肿瘤细胞增殖,诱导肿瘤细胞凋亡的作用。

大肠司传导之职,肠道恶性肿瘤阻碍腑气通降,继而阻滞气血、水湿的运行。治疗肠癌调通腑气之时,范教授常用升麻、枳实、枸橘李、预知子、红藤、秦皮、葛根、藤梨根、野葡萄藤等升阳降气、理气解毒之品。研究表明,此类药兼具活化巨噬细胞,促使 B 细胞产生抗体,调节 T 细胞亚群,提高自然杀伤(NK)细胞、淋巴因子激活的杀伤细胞(LAK cell)活性,诱生 IL-2、IFN,杀伤肿瘤细胞的作用。

肝主疏泄,调畅气机。范教授治疗肝癌时根据气滞所属脏腑,辨证时选取不同的理气药。胃气上逆多选用半夏、陈皮、旋覆花、代赭石、丁香、柿蒂之类和胃降逆;肝郁气滞常选用柴胡、香附、青皮、陈皮、延胡索、川楝子、佛手、玫瑰花疏肝理气;脾胃气滞常选用云木香、砂仁、厚朴、枳壳、焦楂曲、炒谷麦芽之类健脾和胃;气滞夹瘀者选用疏肝理气药同时适当配伍广郁金、紫丹参、当归、三棱、莪术。

胰腺癌患者的临床症状多以脾胃、肝胆功能失调,气机不畅为主,主要病机为肝脾同病,肝郁脾虚。范教授在治疗胰腺癌时,着重疏肝理气,并以此作为治疗胰腺癌的大法,理气以降气为主、达顺气之效。常用的药物有柴胡、预知子、木香、香附、陈皮、莱菔子及九香虫等,其中柴胡能疏肝解郁,升举阳气;预知子能疏肝理气,活血止痛,除烦利尿;九香虫为虫类药,为血肉有情之品,不但能理气止痛,又能温肾助阳。《本草纲目》描述九香虫主治"膈脘滞气,又兼顾补肾,补而不滞",诸药合用,共奏疏肝解郁、调畅气机之效。

范忠泽教授对扶正法治疗消化道肿瘤有较深的造诣,积累了丰富的临床经验,取得了较好的临床疗效,在扶正的基础上,将理气法贯穿始终,这是范教授在消化道肿瘤治疗方面独到的见解和方法,也是他学术思想和成就的重要组成部分。

医案举例

医案 1

王某,女,60 岁。初诊:2021 年 2 月 3 日。

病史 ▶ 患者 2020 年 10 月 10 日确诊为直肠中等分化腺癌,并于 2021 年 1

月18日行手术切除,淋巴结(一)。盆腔 CT 检查示腹腔内有一枚大小约 2.2 cm ×1.5 cm 闭孔淋巴结,PET/CT 检查示转移灶,目前接受化疗中。有高血压病 10 年,服药后血压控制良好。

中医四诊 ▶ 晨起脚软,舌淡红、苔薄少,脉细,左寸关脉弱。

西医诊断 ▶ 大肠癌。

中医诊断 ▶ 肠积。

辨证 ▶ 脾胃气虚。

治法 ▶ 健脾理气,佐以解毒散结。

处方 ▶ 党参 12 g、生白术 9 g、茯苓 12 g、甘草 6 g、陈皮 9 g、制半夏 12 g、广木香 12 g、制香附 9 g、竹茹 9 g、薏苡仁 18 g、川石斛 30 g、玉竹 9 g、败酱草 12 g、藤梨根 15 g、石打穿 15 g、鬼箭羽 15 g、猫爪草 12 g、煅瓦楞子 30 g、炒谷芽 30 g,14 剂。

用法 ▶ 每日 2 次,每次 200 mL,饭后 1～2 h 服用。

> **按语** 本案为直肠癌姑息术后患者,在应用化疗等祛邪之剂过程中则正气必为其所伤,故此祛邪与扶正之间要相互配合方能取得较为满意的疗效。人体是一个整体,恶性肿瘤虽说是全身性的,但以局部表现为主,因此在治疗疾病的过程中须注意整体与局部的关系。范教授既用香砂六君子汤为主健脾化湿,又配以广木香、制香附等升清与降浊,败酱草、藤梨根、石打穿、煅瓦楞子等解毒散结之品,使气机条畅、邪毒祛除。

医案 2

田某,男,61 岁。初诊:2021 年 10 月 31 日。

病史 ▶ 患者 2018 年 7 月行肝癌切除术,2020 年 6 月检查示肿瘤(直径 2.5 cm),7 月 27 日再行手术切除。病理:中等分化肝细胞癌。11 月 2 日复查 CT 示肝内肿块(大小为 5.5 cm×4.6 cm×6 cm),17 日行经肝动脉化疗栓塞术。2021 年 1 月 14 日起服用索拉非尼 300 mg,每日 2 次,因手足皮肤溃破,2 月 17 日减量至 400 mg,每日 1 次;4 月 4 日 CT 检查示肝内肿块大小 74 mm×58 mm;5 月 16 日 CT 检查示肿块大小 86 mm×67 mm;6 月 29 日 CT 检查示肿块大小 64 mm×82 mm;8 月 8 日 CT 检查示肿块大小 65 mm×87 mm;9 月 19 日 CT 检查示肿块大小 87 mm×65 mm,稳定。10 月 10 日因血小板低下停用索拉非尼。有高血压病 10 年余,服药后血压控制可。

中医四诊 ▶ 乏力,纳可,二便调,寐安,苔薄,脉细。

西医诊断 ▶ 肝癌。

中医诊断 ▶ 肝积。

辨证 ▶ 肝脾不足,癌毒内蕴。

治法 ▶ 补益肝脾,行气解毒。

处方 ▶ 生黄芪12g、党参12g、白术9g、茯苓9g、升麻9g、葛根30g、茜草30g、女贞子30g、淫羊藿15g、当归9g、预知子30g、青皮15g、石上柏15g、夏枯草15g、红藤15g、山慈菇9g、炒谷芽15g、紫草15g,14剂。

用法 ▶ 每日2次,每次200mL,饭后1～2h服用。

二诊 ▶ 2021年11月26日。

中医四诊 ▶ 患者乏力好转,舌淡红、苔薄,脉细软。

辨证 ▶ 脾虚气滞,邪毒内结。

治法 ▶ 健脾理气,解毒散结。

处方 ▶ 柴胡9g、赤芍12g、白芍12g、生黄芪18g、党参15g、白术12g、茯苓12g、预知子30g、山慈菇15g、夏枯草12g、川石斛15g、平地木15g、炒谷芽15g,7剂。

三诊 ▶ 2021年12月2日。

中医四诊 ▶ 患者无特殊不适,苔薄腻,脉细。

辨证 ▶ 肝郁脾虚,邪毒内结。

治法 ▶ 疏肝健脾,解毒散结。

处方 ▶ 党参30g、白术15g、茯苓15g、猪苓15g、甘草15g、柴胡12g、预知子30g、大腹皮15g、夏枯草15g、漏芦15g、绞股蓝15g、灵芝12g、龙葵30g、垂盆草15g、虎杖15g、煅瓦楞子30g,14剂。

按语 本案患者肝阴不足,热毒内结,脾虚气滞,舌脉佐之。首诊在健脾解毒方的基础上加女贞子、淫羊藿养肝健脾理气,石上柏、夏枯草、红藤、山慈菇、紫草解毒散结。《本草新编》云:"山慈菇,玉枢丹中为君,可治怪病。……或疑山慈菇非消痰之药,乃散毒之药也。不知毒之未成者为痰,而痰之已结者为毒,是痰与毒,正未可二视也"。二诊患者乏力好转,继续疏肝之品,加四君子汤健脾理气,预知子、山慈菇、夏枯草、平地木消肿散结。三诊患者苔薄腻,辨证属脾虚湿阻,瘀毒内聚,故治宜党参、白术、茯苓、绞股蓝、猪

苓健脾化湿,大腹皮、柴胡理气化湿,预知子、夏枯草、漏芦、龙葵、垂盆草、虎杖清热解毒散结。(韦康　韩建宏)

七、治疗乳腺癌,补益脾肾、疏肝理气

乳腺癌是女性常见的恶性肿瘤,占全球女性恶性肿瘤的首位。在中国,2022年国家癌症中心数据统计显示女性乳腺癌发病人数居女性恶性肿瘤第2位;死亡率居第5位,呈下降趋势。乳腺癌属中医学"乳痞""乳岩"等范畴,另外"石痈""乳核""乳痛坚""妒乳""乳衄""乳毒""乳疽""石奶""番花奶""石榴翻花发"等也与乳腺癌类似。范教授研究了历代医家对本病的认识,并根据女性自身的生理特点,结合多年临床经验,认为乳腺癌的发生,首先是脏腑功能失调,尤以脾肾虚损为主。如明代张景岳说:"脾肾不足及虚弱失调的人,多有积聚之病。"脾为后天之本,肾为先天之本,由于先天不足或后天失调、调摄不慎,日久导致脾肾亏损,精血不足,脾土受损,运化失常,卫外之气无从以生,反而痰浊内生,发为乳腺癌。其次乳房乃足厥阴肝经循行之处,肝主疏泄,同时又主藏血。肝喜条达而恶抑郁,对气机的通畅、情志的调节有非常重要的调节作用,故范教授认为乳腺癌与肝脏和情志关系密切。"郁怒伤肝,思虑伤脾",肝气伤则郁结化火,脾气伤则失健运而化生痰湿,郁火痰湿互凝,阻碍气机,气血失和,经络瘀涩,结块于乳房发为肿瘤。如清代怀远在《古今医彻》中所说:"经云,怒则气上,思则气结,上则逆而不下,结则聚而不行,人之气血,贵于条达,则百脉畅遂,经络流通。苟或怫郁,则气阻者血必滞,于是随其经之所属而为痈肿……女子心性偏执善怒者,则发而为痈,沉郁者则渐而成岩……岩之为病,内结成核,久乃穿溃,宜开郁为要……若男子则间有,不似妇人之习见也……至既溃之后,气血必耗"。

因此范教授认为乳腺癌的发病与精神因素及肝、脾、肾三脏最为相关。

范教授治疗强调治病求本,乳腺癌与肝、脾、肾关系密切,故疏肝理脾、补肾益精、扶正培本是治疗乳腺癌的重要原则,即所谓"养正积自除"。通过中药健脾补肾,或健脾益气,或补肾固精,均能提高患病机体的细胞及免疫功能,调整内分泌失调状态,有利于康复。范教授在治疗乳腺癌常用的药物中,补益药如党参、白术、生黄芪等能促进单核巨噬系统的吞噬作用;旱莲草、地黄、五味子、菟丝子能促进人体淋巴细胞的转化;仙茅、肉桂、沙参、麦冬可以使抗体形成提前,存活

时间延长;当归、黄精等能改善骨髓的造血功能;甘草、附子等能增强肾上腺皮质的功能。

乳腺癌的病机除了脾肾亏虚外,肝气郁滞也极为重要。肝主疏泄条达,郁怒伤肝、肝失疏泄则胸胁脉络气机不利,气滞痰阻,经络痞涩,日积月累,结滞乳中而发为本病,并且肝气郁结可以伴随乳腺癌发生、发展的全过程。乳腺癌患者因为乳腺癌根治术后的焦虑和自卑感;放化疗过程中脱发、消化道反应、骨髓抑制等毒副作用造成的心理压力;长期治疗带来的经济负担及对疾病复发、转移、致死风险的恐惧;晚期患者疾病得不到控制,恶病质状态、生活质量迅速下降。这些不良因素作用于机体,进一步导致患者情志不畅,肝气郁结。因此范教授在补益脾肾的基础上,加入疏肝理气解毒之药,如柴胡、预知子、延胡索、香附、枳壳、佛手等;解毒散结之药如石打穿、蜂房、白花蛇舌草、莪术、山慈菇、土鳖虫、郁金等。

医案举例

医案 1

宋某,女,40 岁。初诊:2020 年 7 月 14 日。

病史 ▶ 2020 年 2 月诊断为右侧乳腺癌,2020 年 3 月 5 日行改良根治术。病理:浸润性导管癌,示 ER(+),PR(+),HER-2(-),$p-T_1N_0M_0$,ⅡA 期。术后行 TAC(多西他赛+多柔比星+环磷酰胺)方案辅助化疗至 7 月初结束。随后开始他莫昔芬内分泌治疗。

中医四诊 ▶ 夜寐入睡困难,纳可,大便欠畅,小便正常,舌淡红,右寸及左尺脉细弱。

西医诊断 ▶ 右侧乳腺癌,$p-T_1N_1M_0$ⅡA 期。

中医诊断 ▶ 乳岩。

辨证 ▶ 脾肾亏虚。

治法 ▶ 健脾补肾益精。

处方 ▶ 生黄芪 15 g、白术 9 g、茯苓 12 g、生熟地黄(各)9 g、山茱萸 9 g、酸枣仁 15 g、合欢皮 30 g、枳壳 15 g、预知子 15 g、夏枯草 9 g、石打穿 30 g、蛇六谷 15 g、垂盆草 15 g、全瓜蒌 30 g、蚤休 15 g、玄参 30 g、生甘草 9 g,14 剂。

用法 ▶ 每日 2 次,每次 200 mL,饭后 1～2 h 服用。

二诊 ▶ 2020 年 7 月 28 日。

中医四诊 ▶ 夜寐好转,易烦躁,大便已畅,皮肤瘙痒,纳可,舌淡红、苔薄白,脉细弱。

辨证 ▶ 脾肾亏虚,肝气不舒。

治法 ▶ 健脾补肾益精,疏肝理气。

处方 ▶ 生黄芪 15 g、白术 9 g、茯苓 12 g、柴胡 9 g、预知子 15 g、淫羊藿 15 g、肉苁蓉 12 g、牡丹皮 15 g、地肤子 30 g、蝉蜕 6 g、制大黄 15 g、石打穿 30 g、蚤休 30 g、垂盆草 15 g、田基黄 15 g、生甘草 12 g,14 剂。

三诊 ▶ 2020 年 8 月 11 日。

中医四诊 ▶ 烦躁减轻,皮肤瘙痒仍有,纳可,二便通畅,舌淡红、苔薄白,脉细弱。

辨证 ▶ 脾肾亏虚,肝气不舒。

治法 ▶ 健脾补肾益精,疏肝理气。

处方 ▶ 原方加山慈菇 9 g、苦参 12 g,14 剂。

四诊 ▶ 2020 年 8 月 25 日。

中医四诊 ▶ 烦躁已解,皮肤瘙痒减轻,纳可,二便通畅,舌淡红、苔薄白,脉细弱。

辨证 ▶ 脾肾亏虚,肝气不舒。

治法 ▶ 健脾补肾益精,疏肝理气。

处方 ▶ 原方去地肤子、苦参,加玄参 15 g、菟丝子 15 g,14 剂。

药后皮肤瘙痒已解。之后患者坚持服中药 1 年余,病情稳定。

按语 《诸病源候论》曰:"积聚者,由阴阳不和,脏腑虚弱,受于风邪,搏于脏腑之气所为也。"说明脏腑亏损是乳腺癌发生、发展的重要原因。本案患者历经手术、放化疗及内分泌治疗,肺肾两虚,故治疗时以六味地黄丸加生黄芪补益肺肾。《外科正宗》云:"忧郁伤肝,思虑伤脾,积想在心,所愿不得者,致经络痞涩,聚结成核。"提示乳腺癌的发展与肝脾两伤、气滞凝结有关。范教授在治疗本案患者时还注重疏肝理气法,通过六味地黄丸、二仙汤补肾阴肾阳,柴胡、预知子疏调肝脏,使五脏六腑功能协调,酌情使用夏枯草、石打穿、白花蛇舌草、山慈菇等清热解毒散结药物,配合协调脏腑功能的扶正药物共同防止肿瘤复发转移。

医案 2

蔡某，女，46岁。初诊：2017年12月6日。

病史 ▶ 2017年9月诊断为左侧乳腺癌，2017年9月13日行左侧乳腺癌切除＋重建手术。病理：肿块大小2.6 cm，2级，淋巴结6/10（＋），ER（＋），PR（＋），p-$T_2N_2M_0$，ⅢA期。10月20日—12月4日行AC（多柔比星＋环磷酰胺）方案每2周1次，化疗共4个周期。患者化疗后出现消化道反应，恶心。

中医四诊 ▶ 纳可，寐安，二便调，舌红、苔薄，脉细。

西医诊断 ▶ 左侧乳腺癌，p-$T_2N_2M_0$ⅢA期。

中医诊断 ▶ 乳岩。

辨证 ▶ 脾肾两虚。

治法 ▶ 健脾和胃，滋肾益精，佐以消导。

处方 ▶ 柴胡9 g、当归9 g、赤白芍（各）9 g、陈皮9 g、姜半夏9 g、柿蒂9 g、旋覆花9 g、代赭石15 g、黄连3 g、吴茱萸3 g、莱菔子12 g、枳实壳（各）12 g、夜交藤15 g、白花蛇舌草15 g、淫羊藿9 g、菟丝子12 g、绞股蓝15 g、甘草9 g、大枣30 g，6剂。

用法 ▶ 每日2次，每次200 mL，饭后1～2 h服用。

> **按语** 本案为中晚期乳腺癌患者，虽然就诊时一般状况良好，但是化疗期间胃虚失和，胃的主受纳和腐熟水谷能力下降，气逆而上，发生呕吐。正如《圣济总录·呕吐》中说："呕吐者，胃气上而不下也。"范教授在治疗时以陈皮竹茹汤、旋覆代赭汤、左金丸降逆和胃，同时二陈汤健脾佐以消导，还以淫羊藿、菟丝子温补肾阳，益火以补土，在化疗期间共达扶正以祛邪的目的，安全度过化疗期。

医案 3

李某，女，52岁。初诊：2017年12月8日。

病史 ▶ 2016年11月22日确诊右侧乳腺癌，肿块直径3.7 cm，ER（－），PR（－），HER-2（＋），腋下淋巴结有转移。c-$T_2N_2M_0$，ⅢA期。术前行TC方案（紫杉醇＋环磷酰胺）新辅助化疗4个周期。2017年3月23日行手术切除，术后行AC方案辅助化疗4个周期，曲妥珠单抗序贯运用，放疗17次（7月26

日结束）。

中医四诊 ▶ 容易疲倦，睡眠欠佳，手足易冷，二便尚调，舌淡红、苔薄，脉细、尺脉弱。

西医诊断 ▶ 右侧乳腺癌，c－$T_2N_2M_0$ⅢA期。

中医诊断 ▶ 乳岩。

辨证 ▶ 肝肾不足，心神不宁。

治法 ▶ 养心安神，补益肝肾，清热祛湿。

处方 ▶ 淮小麦30 g、炙甘草12 g、大枣30 g、灵芝30 g、酸枣仁15 g、夜交藤15 g、熟地黄12 g、生地黄12 g、山茱萸12 g、生山药12 g、淫羊藿12 g、绞股蓝12 g、菟丝子15 g、片姜黄12 g、骨碎补12 g、石见穿15 g、垂盆草15 g、苦参15 g、地肤子12 g、蝉蜕9 g、乌梢蛇15 g、荆芥12 g、防风12 g、煅瓦楞子15 g，7剂。

用法 ▶ 每日2次，每次200 mL，饭后1～2 h服用。

> **按语** 本案乳腺癌患者已经手术、放化疗及靶向治疗，邪毒已去大半，目前以肝肾不足，心神不宁为主要病机。治疗时甘麦大枣汤加酸枣仁汤、灵芝、夜交藤以养心安神，虚则补其母，通过白芍、山茱萸、酸枣仁等药补养肝血使心血得养，养正积自除；并且兼顾清热祛湿，防止癌毒之邪卷土重来。（张晓晓）

八、治疗儿童神经母细胞瘤，益肺健脾补肾

1. 对神经母细胞瘤病因病机的认识

神经母细胞瘤（neuroblastoma，NB）是一种儿童常见的实体性肿瘤，起源于未分化的交感神经节细胞，好发于1～4岁，发病率占儿童恶性肿瘤的8%～10%，但病死率占儿童期肿瘤相关性死亡的15%，中国儿童神经母细胞瘤的发病率约为10.1/100万[5]。本病初诊时往往被误诊为其他疾病，确诊时已属晚期，病死率高，是目前威胁儿童生命的主要肿瘤之一。根据神经母细胞瘤患者贫血、乏力、腹痛、腹水、腹部肿块等症状，属中医学"血证""腹痛""癥瘕""鼓胀""积聚"等范畴，手术、放化疗后多属"虚劳"范畴。范忠泽教授认为本病的发生，多因先天禀赋不足，或邪毒侵袭，导致阴阳失调，脾失健运，肾气受损，气血运行不畅，聚而成瘤。

范忠泽教授认为儿童的生理特点为"稚阴稚阳",具体表现为气血未充、经脉未盛、筋骨未坚、内脏精气不足、卫外功能未固、阴阳均属不足,脏腑娇嫩,虽五脏六腑形气皆属不足,但尤以肺、脾、肾三脏最为突出,临床常见肺气不足之汗出、脾气不足之腹泻纳差、肾气不足之腰膝酸软等。小儿肿瘤的发病与成人的不同之处在于病因单纯、少七情刺激、以先天不足为主,且易于发病、易于变化,必须及时治疗。小儿为"纯阳之体",主要体现小儿机体生机蓬勃、发育迅速、脏气清灵、随拨随应这一生理病理现象。范忠泽教授根据小儿的生理病理特点,应用中医理论治疗神经母细胞瘤获取良效。

2. 临证思路

（1）扶正培本,顾护肺、脾、肾　范忠泽教授运用中药治疗神经母细胞瘤,临床疗效颇佳。其以扶正培本,顾护肺、脾、肾三脏为治疗原则。临床上常用淫羊藿、肉苁蓉等温补肾阳,山茱萸、生熟地黄、玄参、枸杞子、桑椹、南沙参、天冬、麦冬、女贞子等滋胃肾之阴,生黄芪、党参、太子参、西洋参、白术、茯苓、山药、香橼皮、陈皮、百合等健脾益肺理气,并佐以焦楂曲、炒谷麦芽、鸡内金之类健脾消食导滞之药,脾胃开则纳谷香、正气足则有力祛邪外出。

（2）祛邪抗瘤,邪去则正安　范忠泽教授认为神经母细胞瘤的病因是由于病邪导致气血运行不畅,痰凝气滞血瘀,聚而成瘤。在诊治神经母细胞瘤时,灵活运用祛邪之法以抗瘤,并防治肿瘤复发及转移,常酌加祛邪功效的中药,如化痰软坚散结常用昆布、制南星、海蛤壳、猫爪草、夏枯草、海藻、泽漆、山慈菇、生牡蛎等;清热解毒常用白花蛇舌草、石上柏、蚤休、野荞麦、蛇莓、蜀羊泉、龙葵、半边莲、半枝莲等;活血化瘀常用三棱、莪术、穿山甲、丹参、铁树叶、鬼箭羽、虎杖、露蜂房、干蟾皮、王不留行、石见穿等;攻逐水饮常用猪苓、泽泻、茯苓、防己等。在辨证论治的基础上,结合患儿的发病阶段及体质,酌情选用。

（3）辨证论治　结合小儿生理病理特点,范忠泽教授在神经母细胞瘤的治疗中,总结出其常见证型主要有以下3种。

1）肺脾两虚证:症见面色少华、手足不温、怠倦食少、便溏、咳嗽、短气、汗多,舌淡嫩苔白,脉虚或虚数等。方选益肺健脾方(玉屏风散合补中益气汤加减)。药用生黄芪、白术、防风、糯稻根、碧桃干、煅牡蛎、煅龙骨、陈皮、升麻、柴胡、太子参等。此方还可保障患儿放化疗的正常实施。

2）脾胃虚弱证:症见面色萎黄,神疲乏力,少气懒言,腹胀纳少,食后胀甚,肢体倦怠,形寒气怯,四肢不温,大便溏稀,舌苔淡白,脉细弱。方选健脾和胃方

（补中益气汤和温胆汤加减）。药用生黄芪、白术、陈皮、升麻、柴胡、太子参、当归、半夏、竹茹、枳实、陈皮、茯苓、甘草等。此方还可缓解患儿放化疗期间的消化道症状。

3）肾虚髓亏证：症见形体消瘦、眩晕耳鸣、腰膝酸软、心烦易怒、失眠多梦、颧红潮热、盗汗、咽干、舌红苔少、脉细数，或神疲乏力、畏寒怕冷、腰背冷痛、小便清长、自汗、五更腹泻、下肢水肿、舌苔白滑、脉沉细。方选补肾护髓方（二仙汤合六味地黄丸加减）。药用淫羊藿、菟丝子、当归、黄柏、知母、熟地黄、山茱萸、牡丹皮、山药、茯苓、泽泻、杜仲、桑寄生等。此方还可治疗患儿放化疗期间的骨髓抑制。

（4）随症加减　范忠泽教授对小儿神经母细胞瘤伴随症状的选药也有独到之处，在辨证论治基础上灵活化裁。兼腹胀、纳呆者，常选广木香、砂仁、枳壳、厚朴、焦楂曲、炒谷麦芽等；兼呃逆、嗳气者，多选半夏、陈皮、丁香、柿蒂、旋覆花、代赭石等；兼气急气促者，用苏子、苏叶梗、白芥子、桔梗之属；兼胁胀、情志不畅者，常予柴胡、青皮、陈皮、香附、延胡索、川楝子、佛手、玫瑰花等；扪及肿块，适当配伍广郁金、紫丹参、当归、三棱、莪术、夏枯草、瓦楞子之属；兼胸闷、呕恶，加用半夏、胆南星、石菖蒲、瓜蒌、竹茹等；兼便秘者，加制大黄、火麻仁、全瓜蒌等；兼不寐者，加夜交藤、珍珠母、合欢皮、炒枣仁等；兼头昏头痛者，加石菖蒲、菊花、蔓荆子、川芎等；兼疼痛者，加延胡索、川楝子、三棱、莪术等；兼抽搐者，加全蝎、蜈蚣等。

（5）用药特点　小儿本身脏腑娇嫩、形气未充，肿瘤患儿更是虚极之体，所以常规剂量难以奏效，用量可接近成人剂量，但必须健运脾胃，脾胃气盛、运化有力，才能保证正气充沛，药到病除，少量多次服药可以增加患儿的依从性、维持机体的药物浓度、增加药物的吸收。范忠泽教授治疗小儿神经母细胞瘤的疗效已得到众多患儿家长的肯定，媒体也有多次报道。

3. 医案举例

～ 医案 ① ～

叶某，女，8岁。初诊：2010年12月15日。

病史▶ 患儿于8个月前发现"腹部包块"到上海交通大学医学院附属儿童医学中心就医。腹部增强CT检查示：后腹膜占位，考虑神经母细胞瘤，右肾上极局部边缘略毛糙，肿瘤侵犯不能完全排除。2010年4月14日SPECT检查示：右肾上方异常放射性浓聚，考虑为原发性病灶。2010年8月17日行肿瘤切除术。病理:神经母细胞瘤,术后行化疗加放疗。2010 年 10 月 27 日 CT 检查示:右肾浓聚;2010 年 12 月 14 日血常规检查示:白细胞 2.9×10^9/L,红细胞 2.44×10^{12}/L,血小板 87×10^9/L。

中医四诊 ▶ 患儿神志清,精神差,面色不华,困倦,纳呆,腹胀便溏,舌暗、苔薄白腻,脉细。

西医诊断 ▶ 神经母细胞瘤。

中医诊断 ▶ 儿科癌病。

辨证 ▶ 脾肾两虚,痰瘀滞留。

治法 ▶ 健脾补肾,化痰散结。

处方 ▶ 生黄芪 9 g、党参 9 g、白术 9 g、茯苓 9 g、生薏苡仁 12 g、淫羊藿 9 g、肉苁蓉 9 g、升麻 6 g、葛根 6 g、月季花 3 g、鬼箭羽 9 g、猫爪草 9 g、山慈菇 9 g、夏枯草 9 g、生甘草 9 g、大枣 20 g,14 剂。

用法 ▶ 每剂浓煎 80 mL,每次 20 mL,每日 4 次口服(9 点、10 点、15 点、16 点)。

二诊 ▶ 2010 年 12 月 29 日。

中医四诊 ▶ 患儿精神改善,困倦缓解,大小便正常,仍纳谷不馨,寐欠安,梦多,舌淡、苔薄白腻,脉细。

辨证 ▶ 脾肾两虚,心神不宁。

治法 ▶ 健脾补肾,宁心安神。

处方 ▶ 前方加焦楂曲(各)9 g,谷麦芽(各)9 g,百合 9 g,14 剂。

三诊 ▶ 2011 年 1 月 13 日。

中医四诊 ▶ 患儿困倦乏力缓解,胃纳佳,二便可,动则汗出多,易怒,舌淡、苔薄白,脉细偏数。

辨证 ▶ 脾肾两虚,心肝火旺。

治法 ▶ 健脾补肾,清肝养心。

处方 ▶ 生黄芪 9 g、党参 9 g、白术 9 g、茯苓 9 g、茯神 9 g、百合 6 g、淫羊藿 9 g、肉苁蓉 9 g、升麻 6 g、鬼箭羽 9 g、山慈菇 9 g、酸枣仁 9 g、碧桃干 9 g、糯稻根 9 g、生甘草 9 g、大枣 20 g,14 剂。

按语 小儿为稚阴稚阳之体,脏腑娇嫩,形气未充,邪毒入侵,引起阴阳失调,脾失健运,肾气受损,气血运行不畅,痰湿内阻,聚而成瘤。《温病条辨•

解儿难》曰："稚阳未充，稚阴未长者也"，所谓"稚阴稚阳"就是对小儿脏腑娇嫩、形气未充的总结。患儿正气虚弱，手术、化疗更致正气亏损，精神差，面色不华，纳呆，困倦，脉细，这些均为脾虚不升清之证。脾肾虚损，生化乏源，故白细胞、血红蛋白偏低。舌暗、苔薄白腻，为痰瘀滞留之象。初诊方中生黄芪、党参、白术、茯苓健脾益气，淫羊藿、肉苁蓉温肾护髓，升麻、葛根升阳健脾，生薏苡仁、月季花、鬼箭羽、猫爪草、山慈菇、夏枯草化痰散结抗肿瘤。二诊患儿纳谷不馨，寐欠安，证属脾肾两虚、心神不宁，以焦楂曲、谷麦芽健脾消食，百合宁心安神。三诊患儿动则汗出多，易怒，证属脾肾两虚、心肝火旺，以碧桃干、糯稻根敛汗，酸枣仁养心补肝、宁心安神。复查血常规已正常。《医宗必读》曰："积之成者，正气不足，而后邪气踞之"。全方补益脾肾以扶助正气，化痰祛瘀散结以祛除癌邪，可奏良效。

医案 ②

方某，男，4岁。初诊：2010年10月13日。

病史 ▶ 患儿2010年4月22日在上海交通大学医学院附属儿童医学中心行骶尾部神经母细胞瘤切除术。病理：神经母细胞瘤。2010年7月—2010年9月因肿瘤复发行两次切除，其中共化疗13次，末次化疗为2010年10月2日。

中医四诊 ▶ 患儿精神可，纳可，大便次数多呈黏冻状，腹胀，舌淡红、苔薄白，脉细。平素易感冒，体重18 kg。

西医诊断 ▶ 神经母细胞瘤。

中医诊断 ▶ 儿科癌病。

辨证 ▶ 肺肾两虚，癌毒蕴结。

治法 ▶ 补肺益肾，软坚散结。

处方 ▶ 生黄芪9 g、防风6 g、白术6 g、生熟地黄（各）6 g、山茱萸5 g、制黄精9 g、淫羊藿6 g、肉苁蓉3 g、桑寄生5 g、怀牛膝3 g、自然铜5 g、骨碎补5 g、夏枯草9 g、山慈菇6 g、谷麦芽（各）6 g、黄连1 g、伸筋草9 g、桂枝9 g、鹿角片9 g、鬼箭羽9 g、生甘草9 g、大枣20 g，14剂。

用法 ▶ 每剂浓煎80 mL，每次20 mL，每日4次口服（9点、10点、15点、16点）。

二诊 ▶ 2010年11月1日。

中医四诊 ▶ 服药后,症如前,但胃脘嘈杂,空腹尤甚。

辨证 ▶ 肺肾两虚,脾气亏虚。

治法 ▶ 补肺益肾,健脾益气。

处方 ▶ 原方加瓦楞子 12 g、海螵蛸 12 g、川石斛 12 g,14 剂。

三诊 2010 年 11 月 16 日。

中医四诊 ▶ 服药后,大便次数减少,日行 2 次,舌脉如前。B 超检查示膀胱后见一不均匀回声区,31 mm×18 mm,内部可见少量血流信号。

辨证 ▶ 肺肾两虚,邪毒内结。

治法 ▶ 补肺益肾,解毒散结。

处方 ▶ 原方加土鳖虫 3 g、岩柏 12 g、石打穿 9 g,30 剂。

后根据患儿症状随证加减,末次复诊为 2012 年 11 月 5 日,体重已经增至 21 kg。

> **按语** 本案例患儿大便次数多呈黏冻状,平素易感冒,舌淡红、苔薄白,脉细均为肺肾两虚之证。故用玉屏风散合六味地黄汤加减补肺益肾。《成方便读》指出:"大凡表虚不能卫外者,皆当先建立中气,故以白术之补脾建中者为君,以脾旺则四脏之气皆得受荫,表自固而邪不干;而复以生黄芪固表益卫,得防风之善行善走者,相畏相使,其功益彰。"六味地黄汤源于宋代儿科医家钱乙所著《小儿药证直诀》,是钱乙谓"小儿纯阳之体"将《金匮要略》肾气丸方减去了附子和桂枝两味药后化裁而成,其滋补肾阴,滋水制火,则无上盛下虚之患。二诊胃脘嘈杂不适,辨证为肺肾两虚、脾气亏虚,以瓦楞子及海螵蛸消痰化瘀、软坚散结、制酸止痛,川石斛养胃生津。关于石斛,《神农本草经》言其:"补五脏虚劳羸瘦,强阴。久服厚肠胃。"三诊时发现膀胱后肿块,故加土鳖虫、岩柏、石打穿加强软坚散结的功效。故药到病除,效如桴鼓。
>
> (张瑞娟)

九、治疗恶性肿瘤,慎用活血化瘀法

1. 活血化瘀法治疗恶性肿瘤的中医理论

近年来,恶性肿瘤在全世界的发病率呈逐年上升趋势,严重影响人类的健康和生命。不同国家和地区,尤其是发展中国家和发达国家之间,癌症的发病率、死亡率和癌症谱差异很大。在中国过去 35 年中，肝癌[6]、胃癌[7]、食管癌[8]和宫颈癌[9]的发病率和死亡率居高不下；同时，肺癌[10]、乳腺癌[11]、结直肠癌[12]和前列腺癌[13]的发病率和死亡率一直在快速增长[14]。在中医学理论中，把恶性肿瘤归属"积""癥瘕""伏梁""乳岩""石瘕"等范畴。历代医家对于恶性肿瘤病因病机的理解虽各有侧重，但多数认为是正气虚弱，邪毒内侵，气血失调，瘀血内停，日久成积，其中血瘀是恶性肿瘤常有的病理状态。唐容川在《血证论·瘀血》中云："瘀血在经络脏腑之间，则结为癥瘕。"宋代《圣济总录》云："瘤之为义，留滞而不去也。气血流行不失其常，则形体和平，无或余赘。郁结壅塞，则乘虚投隙，瘤所以生。"在治法上，《黄帝内经》有云："坚者削之""结之散之"。《古今医鉴》曰："治之当以散结顺气，化痰和血"，气行则血行，活血化瘀，破瘀散结，恢复气血运行。清代王清任确立了"久病必瘀"的理论，并创立了很多活血逐瘀方剂，从瘀血的不同部位给予针对性的治疗，其中包括积聚、癥瘕。可见活血化瘀法是中医临床治疗恶性肿瘤的常用治法之一。

2. 活血化瘀法治疗恶性肿瘤的研究

活血化瘀法在恶性肿瘤的治疗中的作用一直存在较大争议，褒贬不一。

有研究表明[15]，活血化瘀药可以直接抑制或杀死肿瘤细胞，提高机体免疫力，与放化疗协同增效，其作用机制主要概括为：抑制肿瘤细胞增殖与转移、促进肿瘤细胞分化与凋亡、提高机体免疫力、改善肿瘤高凝状态及局部微循环障碍、抑制肿瘤血管生成、逆转肿瘤细胞多药耐药、降低肿瘤细胞侵袭力等。

周天等[16]研究发现活血化瘀药可以抑制肿瘤细胞增殖和转移，其作用机制与 Twist 调控通路高度吻合。王征等[17]发现活血化瘀代表药物川芎嗪与化疗同时应用，可以降低血小板活力及血浆 P-选择素及组织因子（tissue factor，TF）水平，改善血液高凝状态，增强化疗效果。李延等[18]在研究加味血府逐瘀汤对小鼠的影响中发现，血府逐瘀汤能明显抑制荷瘤小鼠肿瘤细胞增殖，降低肿瘤组织中血管内皮生长因子（VEGF）表达，且加味血府逐瘀汤的抑瘤作用与剂量呈正相关；较西药组能明显延长 H22 肝癌荷瘤小鼠的生存时间。

研究发现，在不同类型的肿瘤或在恶性肿瘤转移的不同环节中，活血化瘀中药的作用可能有所不同。在某一肿瘤的转移环节中，活血化瘀中药可能起到阻止肿瘤转移的效果；但在另一环节中，也可能起到促进肿瘤转移的作用。研究者通过建立 B16F10 细胞自发性肿瘤转移模型，从体内研究 3 种活血化瘀中药（川芎、水蛭、丹参）水提物，发现川芎水提物高剂量组对原发瘤重量和体积几乎无影响,但增加了 B16F10 细胞自发性肿瘤转移模型 C57BL/6 小鼠的肺转移后肺结节数量,说明其具有促转移作用。关于活血化瘀法对恶性肿瘤血管的影响也一直未有定论,有学者研究了不同类型活血化瘀代表方剂对肝癌生长、转移及肿瘤血管生成的影响,结果表明理气活血类代表方剂血府逐瘀汤和活血化瘀、消痰散结类代表方剂桂枝茯苓丸,对裸鼠原位移植瘤的生长、转移及肿瘤血管生成无明显的影响;益气活血类代表方剂补阳还五汤可明显抑制移植瘤的生长和转移,但对肿瘤血管的生成未见明显的影响;破血逐瘀类代表方剂大黄䗪虫丸可以抑制原位移植瘤的生长,但同时促进了肿瘤的肺转移和肿瘤血管生成[19]。

3. 临床经验

范教授认为恶性肿瘤的发病多由正气虚损,邪毒内侵,正邪相搏,久而成积。因虚得病,因虚致实,虚实夹杂,是一种全身属虚、局部属实的疾病。故这类患者临床上极少出现单独的血瘀证,大多为虚实夹杂、多种症候相互交结的复合症候。在治疗方面,一定要在扶正基础上驱邪。范教授认为活血化瘀类中药对肿瘤瘤体和肿瘤转移的影响是多方面、多层次、多环节的,虽有研究报道活血化瘀法具有抑制肿瘤细胞增殖、诱发凋亡,调节人体免疫功能,抑制肿瘤血管生成,改善微循环等益处,但临床研究及实验大部分采用单味药或者中成药或者固定方剂,并不能代表临床中使用的中药复方,我们应当重视中药复方中的有效成分及协同作用。因活血化瘀法在治疗恶性肿瘤以及肿瘤转移方面存在潜在的风险。范教授认为活血化瘀法一定要慎用,对于不同体质的肿瘤患者,肿瘤的不同部位、不同时期,运用活血化瘀法的时机、药物的选择、采用多少剂量,都有待进一步探索。同时,对临床有疼痛、舌质暗紫、舌边瘀斑的瘀血内阻患者应给予土鳖虫、全蝎、蜈蚣、鬼箭羽、泽漆、莪术等具有活血祛瘀抗癌作用的药物。对于恶性肿瘤患者,应当注重扶助正气,调节五脏六腑的功能,平衡人体阴阳,调和气血,这才是控制癌细胞增殖、防止转移和扩散的根本。

4. 医案举例

～ 医案 1 ～

严某,男,75 岁。初诊:2022 年 6 月 8 日。

病史 ▶ 2021 年 1 月 5 日因反复咳嗽 1 月余,加剧 3 天,伴气促至附近医院就诊,肺 CT 检查示左肺下叶占位性病变。2021 年 2 月 5 日在上海交通大学医学院附属胸科医院行左下肺切除术。病理:腺癌,淋巴结 1/16(+)。培美曲塞二钠+顺铂化疗,共 8 次,其间有骨髓抑制,经对症治疗后好转。后定期复查显示疾病稳定。2022 年 5 月起无明显诱因下头晕、头痛逐渐加剧,至附近医院就诊,头颅 CT 检查示腔隙性脑梗死,经补液一周后好转。

中医四诊 ▶ 时有头晕,无视物旋转,无明显头痛,无恶心呕吐,左侧肢体时有麻木乏力,呈阵发性,胃纳减退,小便畅,大便 2 日一行、略硬,寐可,舌暗红、苔薄白,舌下静脉瘀曲,脉缓无力。

西医诊断 ▶ 左肺癌术后,脑梗死。

中医诊断 ▶ 肺积,中风。

辨证 ▶ 气虚血瘀。

治法 ▶ 益气补气,活血通络。

处方 ▶ 生黄芪 30 g、防风 15 g、白术 12 g、淫羊藿 14 g、肉苁蓉 9 g、北沙参 15 g、天冬 15 g、柴胡 9 g、预知子 30 g、山慈菇 6 g、天龙 9 g、红豆杉 3 g、瓦楞子 15 g、垂盆草 15 g、陈皮 9 g、半夏 9 g、当归 9 g、赤芍 9 g、地龙 6 g、川芎 9 g、桃仁 9 g,14 剂。

用法 ▶ 每日 2 次,每次 200 mL,饭后 1～2 h 服用。

二诊 ▶ 2022 年 6 月 22 日。

中医四诊 ▶ 头晕、左侧肢体麻木乏力均好转,大便较前通畅,食欲增加,舌暗红、苔薄白,舌下静脉瘀曲,脉缓。

宗原法治疗,处方 ▶ 生黄芪 30 g、防风 15 g、白术 12 g、淫羊藿 14 g、肉苁蓉 9 g、北沙参 15 g、天冬 15 g、柴胡 9 g、预知子 30 g、山慈菇 6 g、天龙 9 g、红豆杉 3 g、瓦楞子 30 g、垂盆草 15 g、陈皮 9 g、半夏 9 g、当归 9 g、地龙 9 g、川芎 6 g、桃仁 9 g,14 剂。

三诊 ▶ 2022 年 7 月 6 日。

中医四诊 ▶ 头晕、左侧肢体麻木乏力均好转,劳累后发作,大便尚通畅,食欲正常,舌红、苔薄白,舌下静脉瘀曲,脉缓。

宗原法治疗,处方 ▶ 生黄芪 30 g、防风 15 g、白术 12 g、淫羊藿 14 g、肉苁蓉 9 g、北沙参 15 g、天冬 15 g、柴胡 9 g、预知子 30 g、山慈菇 6 g、天龙 9 g、红豆杉 3 g、瓦楞子 30 g、垂盆草 15 g、陈皮 9 g、半夏 9 g、当归 9 g、地龙 9 g、火麻仁 6 g,14 剂。

按语 肺癌的发生为正气不足,脏腑功能虚衰,气血津液失于正常输布,痰湿内停,阻滞气机,气滞血瘀,痰瘀互结,久而成积。本案患者经手术、化疗后,正气损伤,日久气虚血滞,脉络瘀阻,筋脉肌肉失去濡养,故见半身不遂、头晕乏力,舌暗红、苔薄白,舌下静脉瘀曲,脉缓无力。范教授以益气养阴、活血通络立法,在扶正祛邪的基础上加用少量活血通络药物,药用生黄芪、北沙参、天冬补益肺气,山慈菇、天龙、红豆杉等软坚散结,当归、赤芍、川芎、桃仁补血活血,地龙通经活络以行药力,一诊后见效迅速,故活血药物迅速减量,同时加大地龙剂量以继续通行经络。二诊见效后整个治疗重点为补益肺肾气阴,佐以化瘀。纵观整个治疗过程,范教授对于肿瘤患者兼有瘀血时,在活血药物的选择和时机上非常谨慎,并根据病情的发展变化,及时调整用药,充分体现了中医学的整体观念和辨证论治的特点。

医案 ②

李某,女,45岁。初诊:2022年2月16日。

病史 2020年3月体检发现肺磨玻璃结节(大小为6 mm×7 mm),于2020年4月21日上海交通大学医学院附属胸科医院行VATS右肺上叶前段切除术。病理:原位腺癌。平素时有咳嗽,痰少,余无特殊不适,定期随访未见明显异常。2022年1月起无明显诱因下左肋处时有阵发性刺痛,外院行肋骨片未见异常。曾止痛对症治疗好转,停药后复发。

中医四诊 阵发性左肋处刺痛,夜间加重,胃纳一般,二便畅,寐欠安,舌暗红、苔薄白,舌下静脉略瘀曲,脉滑数。否认外伤史。

西医诊断 右肺癌术后。

中医诊断 肺积。

辨证 气阴两虚,瘀血阻络。

治法 益气养阴,通络止痛。

处方 生黄芪30 g、防风15 g、白术12 g、淫羊藿12 g、肉苁蓉9 g、北沙参30 g、天冬30 g、柴胡9 g、八月札30 g、山慈菇6 g、石上柏15 g、红豆杉6 g、九香虫9 g、全蝎3 g、白花蛇舌草15 g、垂盆草15 g、陈皮9 g、半夏9 g、酸枣仁15 g、茯苓12 g、茯神12 g,14剂。

用法 每日2次,每次200 mL,饭后1～2 h服用。

二诊 ▶ 2022年3月2日。

中医四诊 ▶ 阵发性左肋处刺痛仍作,但频率略减少,胃纳一般,二便畅,夜寐好转,舌暗红、苔薄白,舌下静脉略瘀曲,脉滑数。

宗原法治疗,处方 ▶ 生黄芪12g、防风9g、白术12g、淫羊藿12g、肉苁蓉9g、北沙参30g、天冬30g、柴胡9g、预知子30g、山慈菇6g、夏枯草12g、猫人参15g、九香虫12g、莪术15g、全蝎3g、土鳖虫9g、垂盆草15g、陈皮9g、半夏9g、龙葵12g、茯苓12g、茯神12g,14剂。

三诊 ▶ 2022年7月6日。

中医四诊 ▶ 阵发性左肋处刺痛好转明显,胃纳一般,二便畅,夜安,舌暗红、苔薄白,舌下静脉无明显瘀曲,脉滑数。

宗原法治疗,处方 ▶ 生黄芪12g、防风9g、白术9g、淫羊藿9g、北沙参15g、天冬15g、柴胡9g、预知子30g、川楝子9g、九香虫9g、山慈菇9g、夏枯草9g、白花蛇舌草15g、红豆杉3g、垂盆草15g、陈皮9g、半夏9g、骨碎补15g,14剂。

> **按语** 肺癌与肺、脾、肾三脏关系密切,是一种本虚标实的疾病。本案患者气阴两虚,瘀血阻络,因此范教授采用益气养阴为主,生黄芪、白术健脾益气,北沙参、天冬益气养阴,淫羊藿、肉苁蓉温补肾阳,山慈菇、红豆杉、白花蛇舌草等清热解毒,配合九香虫、全蝎、土鳖虫、莪术等活血通络止痛,攻毒散结药物,使邪去而不伤正,扶正而不恋邪。(顾芳红)

十、治疗化疗后骨髓抑制,益气养精、补肾生髓

1. 对化疗后骨髓抑制病因病机的认识

化疗作为恶性肿瘤的主要治疗手段之一,所致的骨髓抑制极为常见。据统计,80%恶性肿瘤患者在放化疗过程中会出现骨髓抑制,出现贫血、出血、免疫功能下降等。

化疗药在杀灭癌细胞的同时,正常细胞也随之受损,阻碍了全身气血津液的生成,使津液亏损、正气更虚。范教授认为化疗后骨髓抑制属于中医学"虚劳"等范畴。

《黄帝内经》中提出"精气夺则虚",后世将此作为虚证的提纲。《景岳全书》

云:"血者水谷之精也,源源而来,化生于脾",因后天全赖脾胃运化水谷精微以化生气血来维持生命活动。范教授以中医药理论为指导,以临床实践为基础,认为化疗药物引起的不良反应可视为邪气,化疗药可直中中焦,伤及脾胃,脾失健运,胃失和降,产生消化道不适表现。多表现为恶心呕吐、食少便溏、体倦乏力、少气懒言、腰膝酸软、眩晕耳鸣、心悸气短、自汗、易感冒、畏寒肢冷、面色萎黄或苍白、舌质淡暗或紫暗、苔白、舌体胖大、边有齿痕、脉细弱或细涩等。根据《诸病源候论·虚劳病诸侯》记载:"夫虚劳者五劳六极七伤是也……脾候身之肌肉,胃为水谷之海,虚劳则脏腑不和。脾胃气弱,故不能食也",脾主运化,为气血生化之源,脾虚则气血生化乏源。范教授认为化疗引起骨髓抑制的主要病机以"虚"为主,"虚"以"气血虚弱、脾肾亏虚"为根本。

肾为先天之本,肾藏精,肾精充盛,亦能化血。故《诸病源候论·虚劳病诸侯》曰:"肾藏精。精者,血之所成也"。《景岳全书·血证》曰:"精生髓,髓生血",精和髓同是化生血液的重要物质基础,精充则髓足,髓足则血盛。又因精依气生,气化为精,精之生成源于气,精之生理功能赖于气之推动和激发,气聚则精盈,气弱则精走,亦可通过补气使精充。化疗"药毒"在损伤机体时,首先伤及脾胃,使其运化功能失调。水谷精微物质缺乏,无以生化气血,无力滋养先天,故见肾精亏损。化疗药可直伤骨髓,髓不生精,肾精亏损,血从精而化者减少则血虚。因此,肾脏和脾胃是与化疗后骨髓抑制关系最为密切的脏腑,范教授认为"脾肾亏虚"为化疗引起骨髓抑制的主要病机。

2. 益气养精补肾生髓治疗化疗引起的骨髓抑制

化疗后骨髓抑制的西医治疗,临床常用重组人粒细胞集落刺激因子、促血小板生成素或输注血小板,优点是起效快、疗效好、应用范围广,但疗效维持时间短,停药后白细胞可迅速下降,而且会促进大量未成熟细胞释放入血液,加速骨髓再生能力衰退,患者常出现发热、疼痛等症状。

在"虚劳"中,正虚是决定疾病发生、发展的关键因素,因此范教授在治疗中认为补虚扶正需要调整阴阳,达到阴阳平衡。用药主要以补气、补血、健脾、益肾为主,补气药如人参、生黄芪、党参;养血补血药如当归、熟地黄、鸡血藤;养阴药如枸杞子、麦冬、黄精、女贞子、龟板、石斛、桑椹;补阳药如淫羊藿、菟丝子、补骨脂、巴戟天、益智仁、杜仲。四物汤、四君子汤、当归补血汤、八珍汤、十全大补汤等为主方,多用于化疗后骨髓抑制的治疗。

人参作为常用补气药,其主要药效成分对骨髓造血有促进功效[20]。当出现重度骨髓抑制,甚至用集落细胞刺激因子都不能缓解时,范教授常用独参汤力挽狂澜,挽救肿瘤患者于危急之时。现代研究表明[21,22],补气补血药物可以促进造血,如生黄芪多糖可以促进人早幼粒白血病细胞的集落生成,保护粒单核细胞,降低细胞凋亡,促进造血;若与当归多糖同用,可升高珠蛋白转录因子的蛋白含量,调控细胞凋亡因子和脱核因子,促进红系血细胞的增殖和分化。鸡血藤的单体提取物有很强的刺激小鼠造血祖细胞增殖能力,可减轻骨髓抑制的不良反应[23]。怀山药提取物通过提高骨髓细胞中 MMP - 2 和 MMP - 9 的表达,提高骨髓造血微环境中 proMMP - 2、proMMP - 9、MMP - 9 活性以促进骨髓有核细胞增殖,修复治疗骨髓造血微环境损伤,促进血液生成[24]。熟地黄水提液作用于实验鼠骨髓造血干细胞和祖细胞的增殖分化过程,可快速增加血红蛋白,加速造血[25]。

通过多年的临床实践,范教授认为将益气养精、补肾生髓中药与化疗同步或提前使用,可减轻化疗引起的骨髓抑制,使化疗周期能按时、足量完成,同时能够减轻患者临床症状,提高免疫功能。

3. 医案举例

医案 ①

王某,女,58 岁。初诊:2008 年 3 月 29 日。

病史▶ 2007 年 7 月行直肠癌根治手术,术中见肝转移,p - $T_2N_1M_1$,Ⅳ期。术后行 FOLFOX 方案化疗 9 个疗程。肝脏 MRI 检查示 2 枚结节,分别为 7 cm×6.5 cm×6.7 cm、3.8 cm×3.7 cm×3.6 cm。化疗后骨髓抑制Ⅲ度,消化道反应Ⅰ度,末次化疗 2008 年 3 月 21 日。2008 年 3 月 28 日血常规:白细胞 $1.9×10^9$/L,中性粒细胞占比 0.35,红细胞、血小板在正常范围。

中医四诊▶ 时有肝区痛,口干,疲劳,大便尚调,消瘦,舌红、苔薄,脉细。

西医诊断▶ 直肠癌肝转移,p - $T_2N_1M_1$,Ⅳ期。

中医诊断▶ 肠积。

辨证▶ 脾肾亏虚,气滞血瘀。

治法▶ 益气健脾,养精补肾生髓,理气解毒,活血软坚。

处方▶ 党参 15 g、炒白术 9 g、茯苓 12 g、甘草 6 g、女贞子 30 g、枸杞子 12 g、川石斛 30 g、黄精 15 g、山茱萸 30 g、肉苁蓉 12 g、柴胡 12 g、白芍 24 g、青皮 12 g、徐长卿 15 g、灵芝 18 g、预知子 24 g、绿梅花 9 g、蜂房 15 g、莪术 30 g、仙鹤草 15 g、石

上柏 15 g、山慈菇 15 g、焦山楂 9 g、焦神曲 9 g、炒谷芽 15 g、炒麦芽 15 g、木香 12 g、竹茹 6 g，14 剂。

用法 ▶ 每日 2 次，每次 200 mL，饭后 1～2 h 服用。

> **按语** 化疗药在杀灭癌细胞的同时，正常细胞也随之受损，阻碍了全身气血津液的生成，使津液亏损、正气更虚。病本为脾肾亏虚，病标为气滞、湿热、瘀毒等。正虚则无以祛邪，故范教授先以四君子汤益气健脾，女贞子、枸杞子、川石斛、黄精、山茱萸、肉苁蓉养精补肾生髓，同时结合疏肝理气、活血软坚之法，使之补而不滞，疏而不伤正气，气血得养，及时纠正化疗后骨髓抑制，为后续治疗做好准备。

医案 ②

王某，女，62 岁。初诊：2017 年 12 月 8 日。

病史 ▶ 患者 2017 年 3 月 30 日胃肠镜检查示胃息肉，降结肠溃疡，肠道中找到癌细胞。4 月 7 日 CT 检查示胰尾占位（3.4 cm×4.4 cm×3.3 cm），侵及脾脏、降结肠，肝内转移灶。体重下降 6 kg，腹痛，服用对乙酰氨基酚和吗啡以止痛。4 月 17 日起吉西他滨和紫杉醇化疗，每周 1 次，连续 3 周，每月为 1 个周期。5 月 2 日起停用止痛药。5 月 17 日行第 2 个周期化疗。6 月 8 日复查 CT 示胰腺病灶从 5.1 cm 缩小至 4.7 cm，肝内多发转移灶亦缩小，左肺结节略增大，右肺见新结节（直径为 4 mm）。6 月 14 日因牙龈炎而延迟至 6 月 22 日开始第 3 个周期化疗。7 月 6 日因血小板降低而延迟 1 周化疗。7 月 29 日 CT 检查示胰脏病灶稳定，肺部结节稳定，左侧中等量胸腔积液。7 月 31 日骨扫描示全身多发性骨转移。8 月 2 日起行 5‐FU＋亚叶酸钙＋奥沙利铂＋伊立替康化疗，2 周 1 次。8 月 20 日出现高热（39.2℃），止痛药更改为芬太尼透皮贴剂＋奥施康定。9 月 21 日复查 CT 示：左侧胸腔积液，左胸膜结节，肝、胰尾病灶稳定，新发骨转移病灶。10 月 17 日行第 6 个周期化疗，10 月 30 日因血红蛋白偏低而输血，10 月 31 日行第 7 个周期化疗。11 月 9 日因血小板低下延期至 11 月 16 日行第 8 个周期化疗。11 月 23 日复查 CT 示：胰尾病灶稳定，肝脏病灶略缩小，左侧胸腔积液减少。12 月 1 日血常规检查示：血小板 68×10⁹/L，白细胞、红细胞在正常范围。

中医四诊 ▶ 消瘦，面色黧黑，纳差，寐差，大便间日 1 行，口干，舌质紫暗有瘀斑、苔薄，脉细。

西医诊断 ► 直肠癌肝转移，$p-T_2N_1M_1$，IV期。

中医诊断 ► 肠积。

辨证 ► 脾肾亏虚，瘀毒内蕴。

治法 ► 健脾益肾，化痰解毒，佐以滋阴安神。

处方 ► 生黄芪12g、生白术9g、太子参12g、茯苓9g、生地黄12g、山茱萸9g、桑椹12g、女贞子9g、绞股蓝15g、旱莲草30g、淫羊藿15g、菟丝子15g、补骨脂9g、制香附9g、大腹皮12g、莱菔子15g、鸡内金15g、莪术12g、土鳖虫9g、煅瓦楞子30g、红藤12g、制南星12g、酸枣仁12g、夜交藤30g、甘草9g、大枣30g，14剂。

用法 ► 每日2次，每次200 mL，饭后1～2 h服用。

> **按语** 本案患者历经诸多治疗，脾失健运，不能输布水谷精微，湿浊凝聚成痰，痰阻气机，血行不畅；同时化疗药在杀灭癌细胞的同时，正常细胞也随之受损，骨髓空虚，髓不生精，肾精亏损，血从精而化者减少则血虚。同时瘤毒内存，肝气不舒，脏腑失和，气机阻滞，脉络受阻，血气不畅，气滞血瘀。因此范教授在治疗本案时以四君子汤加生黄芪健脾益气扶正，健脾和胃；地黄饮子联合桑椹、女贞子、绞股蓝补肾填精；补骨脂作为归经药引药入肾经，使脾气得健，肾精得养，气血精气生化，缓解化疗后骨髓抑制。同时还用制香附、大腹皮、莱菔子、鸡内金、莪术等理气散结药物，使气机通畅，配合解毒抗癌药物，达到补而不滞、邪去而正不伤的目的。（张晓晓）

十一、治疗癌性疼痛，理气解毒、破瘀止痛

1. 癌性疼痛的概念

癌性疼痛，顾名思义与癌症有关，肿瘤患者早期以疼痛为主要症状的并不多，一般在中晚期，由于肿瘤逐渐增大，压迫或侵蚀邻近的器官或神经末梢而产生疼痛。癌性疼痛是中晚期肿瘤患者的常见症状。据WHO统计，全球每年至少有500万癌症患者在遭受疼痛的折磨。由于肿瘤的种类、部位、生长方式和生长速度的不同，疼痛的性质亦不尽相同，但晚期肿瘤患者，癌性疼痛几乎呈持续性且剧烈的。据统计，大约70%的晚期肿瘤患者以疼痛为主要症状，而肝癌、胰

腺癌、骨肉瘤等患者常在病情开始时就出现疼痛。2001年第二届亚太地区疼痛控制会议上提出"消除疼痛是患者的基本人权"。因此，癌性疼痛的治疗已成为癌症治疗的一个重要组成部分。

2. 癌性疼痛的病机

中医学认为疼痛的主要病机是气血不通，即所谓"不通则痛，通则不痛"。从临床上看癌性疼痛的病因病机可概括为"不通""不荣"两方面，即表现为"虚""实"两证。就癌症发生的本质而言，在于本虚标实，虚实错杂，所以癌性疼痛的发生亦是多因素作用的结果，临床常表现为虚实相兼。由于肿瘤不同阶段发展过程中病机有异，虚实亦有偏重。一般而言，肿瘤早中期以实痛为主，晚期以虚痛为主或虚实并见。

3. 癌性疼痛的治疗

临床治疗癌性疼痛因其病机不同而异，常用的有散寒止痛法、活血止痛法、行气止痛法、化痰止痛法、清热止痛法、固涩止痛法、安神止痛法、补虚止痛法等。范教授根据多年临床经验认为，肿瘤患者疼痛的发病多以气滞血瘀为主要病因病机，故治疗癌性疼痛常用理气解毒、破瘀止痛之法。

气机郁滞与肿瘤及癌性疼痛有着极为密切的关系。范教授认为，理气解毒应贯穿肿瘤治疗的始终，在癌性疼痛的治疗中也占有重要的地位。中医学认为引起气机郁滞的病因主要是七情所伤，七情与人体的气血有着重要关系，七情太过或不及均可引起体内气血运行失常，气机阻滞，血为之停，津为之凝，经络为之不通，气血津液结聚而不行，日久则导致各种癌性疼痛的发生。气机郁滞而致癌性疼痛，其疼痛性质多为胀痛，痛无定处，遇情志刺激加重。症见攻窜胀痛，痛无定处，可伴胸闷、胁肋胀满等，苔薄，脉滑或弦滑。治疗以疏肝理气、解郁止痛为主，药选柴胡、青皮、香附、佛手、陈皮、川楝子、乌药、厚朴、预知子、枳实、木香、姜黄、薤白等。临床使用理气解毒类药物时，应根据疼痛的部位、性质等，结合不同理气药的特点辨证论治。如：疼痛在胸肺者，选薤白、枳实、瓜蒌；疼痛在两胁者，选柴胡、香附、佛手、青皮、川楝子；疼痛在胃脘者，选延胡索、木香、厚朴、陈皮、乌药；疼痛在少腹者，选小茴香、莱菔子、荔枝核等。对于气滞疼痛，除选用理气止痛药外，亦应根据气郁的原因及兼证，进行合理配伍。本类药物多为辛温香燥之品，易耗气伤阴，故应中病即止，对于肿瘤患者，特别是晚期肿瘤患者使用时应注意配伍益气养阴补血之品，以防更伤气阴。

瘀血疼痛在癌性疼痛中最为常见。中医学认为肿瘤是产生癌性疼痛的重要病理生理基础,而其与血瘀关系密切,血瘀既是肿瘤发生的病理机制之一,又是肿瘤发展过程中的病理产物,瘀血内阻导致络脉不通,气血运行不畅,不通则痛。因此,通常在肿瘤患者的每个阶段均可见瘀血疼痛的征象。活血化瘀止痛不仅可以使瘀阻的络脉再通畅,疼痛得到缓解,也可以通过破瘀之法消除肿瘤产生的病理因素,达到抑癌缩瘤、控制肿瘤发展的目的,瘀血疼痛症见疼痛剧烈或如针刺,痛处固定,拒按,入夜更甚,伴面色黧黑、肌肤甲错,舌紫暗或有瘀斑,脉细弦或涩。治疗以活血化瘀、通络止痛为主,药选望江南、徐长卿、九香虫、土鳖虫、王不留行等。临床使用活血化瘀药时亦应注意辨证施药,区分不同活血药的特点。同时,考虑到与气血之间的关系,在应用此类药物时一定要配合行气药,达到"气行则血行",使活血药发挥更大的作用。

4. 医案举例

医案 1

李某,女,62岁。初诊:2007年11月16日。

病史 ▶ 2007年8月21日行左侧乳腺外上侧肿瘤手术,病灶直径0.6 cm,左侧乳腺癌Ⅰ期,术后行放疗。

中医四诊 ▶ 口干,乏力,面部憔悴,寐差,苔薄,脉细。

西医诊断 ▶ 乳腺癌术后。

中医诊断 ▶ 乳岩。

辨证 ▶ 肝肾不足,心神不宁。

治法 ▶ 补益肝肾,宁心安神。

处方 ▶ 生黄芪24 g、熟地黄15 g、生地黄15 g、山茱萸18 g、山药12 g、淫羊藿12 g、肉苁蓉15 g、仙茅6 g、仙鹤草15 g、川石斛15 g、黄精15 g、夏枯草15 g、莪术30 g、防风9 g、生白术9 g、当归9 g、煅瓦楞子15 g、枣仁15 g、夜交藤30 g、月季花3 g,14剂。

用法 ▶ 每日2次,每次200 mL,饭后1~2 h服用。

二诊 ▶ 2008年3月28日。

病史 ▶ 左侧乳腺癌术后7个月,2008年2月B超检查示左侧乳腺外下象限小结节(大小为4 mm×9 mm)。

中医四诊 ▶ 左上肢疼痛,疲乏,舌质淡红,苔薄,脉细。

辨证 ▶ 肝气不舒,痰核内结。

治法 ▶ 疏肝健脾,理气化痰散结。

处方 ▶ 柴胡12g、炒白术12g、炒白芍12g、茯苓9g、薄荷3g、炒当归12g、甘草6g、生黄芪18g、生地黄12g、熟地黄12g、山茱萸9g、山药12g、淫羊藿12g、仙茅9g、肉苁蓉9g、女贞子12g、蜂房15g、夏枯草12g、预知子15g、川石斛12g、煅瓦楞子12g、钩藤9g、益智仁12g、酸枣仁12g、夜交藤15g,14剂。

三诊 ▶ 2008年11月17日。

病史 ▶ 2008年7月行左侧乳腺纤维瘤切除术,CA153:311ng/mL。9月查体:左侧乳腺又发现2枚肿瘤(大小为5.4mm×4.1mm)。骨扫描(一),腹部CT检查示肝囊肿,CA153:311ng/mL,CEA:11ng/mL。

中医四诊 ▶ 自觉口干,骨痛,腿痛,以左髋部最为明显,时有左侧乳房疼痛,舌红、苔薄,脉细。

辨证 ▶ 肝肾不足,痰热内结。

治法 ▶ 补益肝肾,清热散结,破瘀止痛。

处方 ▶ 熟地黄15g、生地黄15g、山茱萸15g、山药15g、积雪草12g、骨碎补30g、续断12g、狗脊15g、杜仲15g、淫羊藿12g、仙茅12g、白花蛇舌草30g、虎杖15g、肉苁蓉15g、徐长卿15g、莪术30g、山慈菇12g、柴胡6g、土鳖虫9g、桂枝9g、煅瓦楞子12g、茯苓12g、夏枯草30g、石打穿30g,14剂。

> **按语** 乳腺癌属于中医学"乳岩"的范畴。《外科正宗》曰:"忧郁伤肝,思虑伤脾,积想在心,所愿不得志,致经络痞涩,聚结成核。"《圣济总录》云:"妇人以冲任为本,若失于调理,冲任不和……则气壅不散,结聚乳间。"可见乳腺癌与冲任、肝脾肾密切相关。本案患者初诊时见肝肾不足,心神不宁,故以补益肝肾、养心安神,少酌疏肝之品。复诊时在肝气郁结、肝肾不足的基础上,有痰热内结及疼痛等表现,以逍遥散合六味地黄丸化裁,当归、白芍养血柔肝,柴胡、薄荷疏肝解郁以理气顺肝之性,熟地黄、生地黄、山茱萸滋水涵木、调理冲任,白花蛇舌草、山慈菇、土鳖虫等理气解毒,破瘀散结止痛,经治后患者癌性疼痛改善,生活质量有所提高。

⌘ 医案 ② ⌘

张某,男,74岁。初诊:2008年6月12日。

病史 ▶ 肺癌颈椎转移放疗结束,颈部疼痛好转,左耳闷胀,就诊前2周开始化疗(卡铂、吉西他滨)。

中医四诊 ▶ 颈部疼痛,咳嗽少,稍有气急,大便不畅,纳食不佳,夜寐尚安,口干欲饮,舌质淡红、苔薄白腻,脉弦。

西医诊断 ▶ 右肺腺癌,纵隔淋巴结、骨转移。

中医诊断 ▶ 肺积。

辨证 ▶ 脾虚湿阻,瘀毒内结。

治法 ▶ 健脾理气,化痰散结,破瘀止痛。

处方 ▶ 生黄芪 12 g、生党参 12 g、炒苍术 9 g、炒白术 9 g、厚朴 9 g、佩兰梗 12 g、炒薏苡仁 30 g、预知子 30 g、葛根 30 g、徐长卿 30 g、川芎 9 g、白芷 12 g、蔓荆子 12 g、夏枯草 12 g、石上柏 12 g、石打穿 12 g、石见穿 12 g、甘草 6 g、煅瓦楞子 15 g、陈皮 9 g、制半夏 9 g,7 剂。

用法 ▶ 每日 4 次,每次 80 mL。每日服药时间:9 点、10 点、14 点、15 点。

> **按语**　本病由正气内虚、邪毒外侵引起,痰浊内聚,气滞血瘀,蕴结于肺,以致肺失宣发与肃降为基本病机。明代张景岳《景岳全书·虚损》说:"劳嗽,声哑,声不能出或喘息气促者,此肺脏败也,必死。"所描述的正是肺癌晚期症状。本案患者病属晚期,已出现转移,痰湿聚肺,瘀毒内结。脾为生痰之源,肺为贮痰之器。脾主运化,脾虚运化失调,水谷精微不能生化输布,致湿聚生痰,留于脏腑,毒聚邪留,郁结胸中,肿块逐渐形成,故出现癌性疼痛。范教授辨证论治,以扶正与祛邪并重,扶正以健脾理气,加用抗瘤草药化痰散结、破瘀止痛。为使止痛效果持续,采取按时服药之法。

～◎ 医案 3 ◎～

王某,男,61 岁。初诊:2016 年 9 月 20 日。

病史 ▶ 胰腺癌复诊。患者 2015 年 11 月上腹不适,确诊胰腺癌。11 月 11 日行手术,未能摘除肿块,行绕道手术。后行化疗,更改多次方案。2016 年 7 月 21 日复查腹部 CT 示胰腺肿块从 4 cm 增大至 6.4 cm。停止化疗。8 月 2 日行放疗 5 次。患者左上腹痛,予奥施康定 40 mg,每 8 小时 1 次,疼痛尚可控。

中医四诊 ▶ 左上腹痛,纳欠佳,大便不畅,舌红,脉细。

西医诊断 ▶ 胰腺癌。

中医诊断 ▶ 积证。

辨证 ▶ 阴虚内热,瘀毒内结。

治法 ▶ 养阴理气,解毒散结,破瘀止痛。

处方 ▶ 玉竹 12 g、川石斛 15 g、生地黄 12 g、柴胡 9 g、预知子 15 g、大腹皮 15 g、制南星 15 g、半枝莲 30 g、半边莲 30 g、绞股蓝 15 g、土鳖虫 9 g、甘草 9 g、大枣 20 g、三棱 30 g、莪术 30 g,14 剂。

用法 ▶ 1 剂药煎 3 次,每日 3 次,每次 80 mL,饭后 1～2 h 服用。

> **按语** 胰腺癌属于中医学"伏梁"的范畴。本案患者素体亏虚,脏腑功能失调,病属晚期,范教授治疗以扶正为主、祛邪为辅。方用玉竹、石斛、生地黄等养阴生津,柴胡、预知子、大腹皮等理气解郁,南星、半枝莲、半边莲、土鳖虫等解毒散结,同时佐以三棱、莪术活血化瘀止痛。
>
> 《素问·六节藏象论》云:"肾者,主蛰,封藏之本,精之处也,其华在发,其充在骨",表明肾与骨关系密切。《素问·宣明五气篇》亦曰:"五脏所主……肾主骨。"根据中医理论,骨转移癌痛的发病多为肾气衰微、肝血不足、生髓乏源、不能养髓生骨所致,即所谓"不荣则痛"。故在临床治疗骨转移癌痛方面,范教授多从肾论治,认为肾精充足、骨髓生化有源,则骨骼得到骨髓的滋养而健壮有力。若肾精虚少、骨髓化源不足,则骨失所养而致骨骼空虚,体内癌毒邪气乘虚而入,羁留骨髓之间,聚而成瘤,腐骨蚀络。癌性疼痛的发生本身是多种因素共同作用的结果。既有"不通则痛"的病机,又有"因实致痛"的病理等,范教授临床治疗患者癌性疼痛时,亦选用土鳖虫、三棱、莪术等活血止痛之品,以期抑制骨转移癌痛,改善晚期肿瘤患者的生活质量。(浦莉俊)

十二、中医药治疗靶向药物不良反应

随着现代医学对恶性肿瘤发病机制认识的不断深入,恶性肿瘤的治疗手段也在不断增加,除了传统的手术、放疗、化疗三大手段以外,近 10 年靶向治疗因其卓著的临床疗效,逐渐进入多种晚期恶性肿瘤的一线治疗。随着多种临床试验的开展,靶向药物甚至用于术后预防复发转移。相较传统的化疗,靶向药物治疗有较高的安全性和耐受性,不良反应主要集中表现为皮肤毒性、腹泻、肝毒性、心脏毒性、高血压、蛋白尿等。范忠泽教授认为,恶性肿瘤因正气不足、邪气内聚而成,正气不足在于气血阴阳的不足,邪气内聚包括瘀血、痰湿、火毒等,靶向药物的疗效直接体现在瘤体的缩小,故靶向治疗可归属于"祛邪"的范畴,祛邪势必伤正,引起不同程度的气血阴阳损伤,临床出现复杂的症候。因此,靶向药物不良反应的处理以扶正为要。

1. 皮肤毒性

皮肤毒性为靶向药物最常见的不良反应,多见于以表皮生长因子受体为作用靶点的药物,皮肤毒性主要表现为皮疹、脱皮、皮肤干燥或瘙痒、毛发改变、毛囊炎、黏膜炎等。临床辨证要结合具体的病情及用药情况进行分析。肺主皮毛,皮疹首先从肺论治,多以玉屏风散为基本方,以大剂量生黄芪补益肺气,配合当归、白芍等养血,所谓治风先治血,血行风自灭。风邪之善行而数变,结合皮疹散发、部位不定的特点,给予荆芥、防风等祛风治疗,往往取得较好的效果。如果进一步继发感染,出现毛囊炎、甲沟炎等表现,可适当给予清热解毒之品,如金银花、连翘、蒲公英、地肤子、银柴胡等。如患者皮疹瘙痒感较甚,可使用苦参、蝉蜕、乌梢蛇、南鹤虱、地肤子、青蒿等祛风止痒。对于靶向药物引起的口腔黏膜炎,不同于平常的口腔溃疡单发散发的特点,临床常表现为口腔连及咽喉、食管的广泛病变,治疗结合患者舌质表现,舌红、苔薄、少津者,以清热凉血、养阴生津为主;对于舌红苔少但津液不乏者,则区别于一般溃疡的清心火、散胃热等治法,而以补气生肌为主,甚至以温阳补血法论治,采用肉桂、干姜,同时配合生熟地黄以阴中求阳,促进创面恢复。

2. 腹泻

腹泻是靶向药物引起的消化系统最常见的不良反应,多表现为大便次数增多,大便溏薄或水样泻。《景岳全书》云"泄泻之本,无不由脾胃",《医宗必读》云"无湿不成泄",一般泄泻的发病离不开脾虚和湿邪,且脾虚和痰湿互为因果。靶向药物引起的腹泻初期以脾虚为主,故健脾益气是基本的治疗方法,久泄更伤脾气,甚至中气下陷,表现为便意频频,大便量少次多,此时配合升阳举陷之法,往往立竿见影。靶向药物引起的腹泻区别于其他原因引起的腹泻,多以四君子汤或补中益气汤加减化裁,处方往往采用大剂量的生黄芪和党参,突出扶正的特点。

3. 高血压

高血压是抗血管生成药物的不良反应之一,发病原因不明。临床主要表现为头痛、眩晕等。《黄帝内经》云:"诸风掉眩,皆属于肝",临床辨证从"肝"入手,以"平肝"为法。区别于其他原因引起的高血压,靶向药物引起的高血压多伴有周身不适、乏力、昏蒙等,以"虚阳上亢"为主,故治疗仍以扶正为法,养肝血,滋肝阴,多给予白芍、熟地黄等滋阴养血,平肝潜阳。结合肝肾同源理论,同时注意补益肾精,育阴潜阳,给予鳖甲、龟板等阴阳互根,可配合少量温阳之品,如菟丝子、仙茅、淫羊藿等以阳中求阴,欲降先升,取得动态平衡。

4. 蛋白尿

蛋白尿是血管内皮生长因子抑制剂常见的不良反应,发病较为隐匿,无特异的临床表现,多在体检时发现,或作或止。辨证当责之于肾,或肾精不足,或肾气亏虚,或肾阳受损。以补益肾精、温肾助阳为基本法,临床多给予冬虫夏草、生熟地黄、黄精等补益肾精,以及杜仲、牛膝、肉苁蓉等温肾助阳之品。

5. 心脏毒性

心脏毒性是靶向治疗期间出现的严重不良反应,临床主要表现为心律失常、心肌缺血,严重者可出现心力衰竭,治疗重在预防,注意早期发现,强调治未病的理念,未病先防。临床发现舌质暗、舌底络脉迂曲以及脉结代者,应及时干预。辨证仍以扶正、温通心阳补肾为主,常用附子、毛冬青,同时结合气行则血行的理论,重视补气药物的使用,以大剂量生黄芪为主,体现扶正法的治疗理念。

6. 医案举例

❧ 医 案 ❧

王某,女,66岁。初诊:2021年1月7日。

病史 ▶ 2020年12月初患者在无明显诱因下咳嗽,以干咳为主,逐渐加重,胸部CT检查示左肺占位。12月9日肺穿刺病理:低分化腺癌。EGFR检测阳性。同期骨扫描发现腰椎转移。给予吉非替尼靶向药物治疗。

中医四诊 ▶ 发病以来患者咳声不断,无痰,夜间少咳,手部皮肤脱屑、瘙痒,大便稀溏,腰酸腰痛,心烦失眠,舌淡胖边有齿痕、苔薄白、尺脉细。

西医诊断 ▶ 肺癌骨转移。

中医诊断 ▶ 肺积。

辨证 ▶ 肺气不足,心肾不交。

治法 ▶ 补肺益气,补肾养阴,交通心肾。

处方 ▶ 生黄芪15g、党参15g、生白术15g、淫羊藿15g、天冬12g、茯苓12g、茯神12g、麦冬15g、柴胡9g、预知子15g、前胡15g、百部15g、白鲜皮15g、南鹤虱15g、杜仲15g、桑寄生15g、狗脊15g、垂盆草30g、六月雪30g、煅瓦楞30g、黄连2g、肉桂3g、夜交藤15g、石上柏15g、石打穿15g、白花蛇舌草15g、甘草

9g、骨碎补30g,14剂。

　　用法 ▶ 每日2次,每次200mL,饭后1~2h服用。

　　二诊 ▶ 2021年1月21日。

　　中医四诊 ▶ 患者咳嗽较前明显减轻,手部皮肤脱屑、瘙痒明显好转,精神体力可,大便稀溏,日行4~5次,肛门坠胀,寐仍差,舌淡红、苔白,脉细。

　　辨证 ▶ 正气不足,中气下陷。

　　治法 ▶ 补益中气,养血安神。

　　处方 ▶ 原方生黄芪改30g,去黄连、肉桂、夜交藤,加炙升麻15g、酸枣仁30g、灵磁石30g、玄参15g、生地黄30g,14剂。

　　三诊 ▶ 2021年2月4日。

　　中医四诊 ▶ 患者精神体力可,大便基本成形,日行1~2次,入睡仍困难。

　　宗原法治疗,处方 ▶ 二诊方去玄参,改灵磁石15g,加桂枝15g,14剂。

　　后长期门诊随访,夜可睡4~5h,手部皮肤无大碍,大便如常。

> **按语**　该案为晚期肺癌患者,辨证属于中医学"肺积"的范畴。患者以咳嗽为主症,为肺气不足、肺失宣肃的表现,尺脉细为肾气亏虚之证,腰为肾府,肾气亏虚,故见腰酸腰痛,同时有心烦失眠的表现,为心火上炎之证,总为肺气不足、心肾不交之证,故以补肺益气,补肾养阴为大法,以生黄芪、党参为君药,益气健脾补肺,培土生金,同时臣以天冬、麦冬养阴生津,佐以前胡、百部润肺止咳,杜仲、桑寄生、狗脊补肾强腰,淫羊藿、补骨脂温肾填精,黄连、肉桂、夜交藤交通心肾。患者服药后出现手部皮肤脱屑、瘙痒,为靶向药损伤人体正气,以至气血亏虚、虚风内动所致,故在益气扶正的前提下,仅加一味白鲜皮以清热燥湿、祛风解毒,同时皮肤脱屑、瘙痒似虫邪作祟,故以鹤虱杀虫,二诊患者皮肤瘙痒、脱屑明显好转,加生地黄、玄参以取治风先治血,血行风自灭之意。患者二诊时大便溏泻,次数增多,考虑与使用靶向药有关,同时有肛门坠胀感,辨证为正气不足、中气下陷,故二诊加大生黄芪的用量以补益中气,同时加炙升麻升阳举陷,取补中益气汤之意。三诊时患者大便基本正常,唯睡眠仍未改善,表现为入睡困难,为阳虚不能入阴之故,故去寒凉之玄参,减少灵磁石用量,而加一味桂枝以通心阳,患者睡眠终得改善。综合分析,该患者全程治疗以扶正为基础,不同阶段治疗的主要矛盾不同,通过辨证论治,最终取得了良好的效果。(梁芳)

十三、中医药治疗放疗不良反应

放疗是指通过放射线的局部治疗,消灭和根治局部肿瘤的原发灶或转移灶。放疗是传统治疗恶性肿瘤的主要手段之一,大约70%的癌症患者在治疗过程中需要放疗,约有40%的癌症可以用放疗根治。放疗利用放射线释放的能量直接导致肿瘤细胞结构改变和生物活性丧失,使肿瘤细胞失去增殖能力,促使肿瘤坏死、凋亡;另外,辐射能量沉积于生物体,还会引起机体生物活性分子的电离和激发,导致机体的核酸、蛋白质和酶类等分子结构的改变和生物活性的丧失,引起系列辐射损伤。因此除了照射局部产生放射性皮炎、放射性肺损伤、放射性肠炎、放射性膀胱炎等直接照射野内损伤外,还常引发食欲下降、身体衰弱、乏力、恶心、呕吐、骨髓抑制等整体放射生物学效应。

放疗后患者皮肤常表现为变红、变黑甚至脱毛、皮炎、溃疡等热伤肉腐,热极致焦之像,"有如日晒",舌质红绛。范忠泽教授认为射线本质上属中医学"阳热"的范畴,这种外源性、强有力的"阳热之气"聚焦于"寒热内留相搏为邪,生瘤成积为聚"的可见之物——肿瘤,通过温阳散结、驱散寒毒冷聚,推动"阳化气",达到抗衡邪气、毒瘤的作用,使得放疗区的肿瘤细胞煎灼衰退凋亡。阳热耗伤阴津,损伤气血,致患者阴虚火旺以及脾胃失和,表现为食欲下降、口干舌燥等。因此,接受放疗的过程中及放疗后毒副作用的治疗,应以清热解毒、滋阴补气等为主,用药可以选用黄精、石斛、麦冬、沙参以及天冬等。

1. 放射性皮炎

放射线皮炎是放疗最常见的不良反应,主要表现为红斑、皮肤干燥或瘙痒、脱皮、黏膜炎等。范教授常嘱咐患者日常注意保持皮肤清洁、干燥,避免抓挠,以免感染。在治疗时以辨证结合临床具体的病情进行分析。尽管是局部放射野内的皮肤损伤,但肺主皮毛,热灼阴津,耗伤气阴,所以范教授先以生黄芪、白术益气补肺;南沙参、北沙参、天冬、麦冬、百合、知母养阴生津;配合当归、白芍等养血;同时由于是阳热之邪引起,需要适当给予清热解毒之品,如金银花、连翘、蒲公英、地肤子等;如患者出现皮肤瘙痒、脱皮,可使用苦参、蝉蜕、乌梢蛇、鹤虱、地肤子等祛风止痒;皮肤结痂脱落过程中则以大剂量生黄芪、白术补气生肌为主,同时配合生地黄、熟地黄、黄精、石斛等促进创面恢复。

2. 放射性肺损伤

中医学认为肺为娇脏,易受外邪侵袭,放射线属"火热毒邪"的范畴,范忠泽教授认为放疗易损伤肺络,灼伤肺阴,扰乱气机,肺之宣发肃降功能失常,瘀浊内停,痰浊阻络,致血行不畅。肿瘤患者接受放疗后常见的头痛身热,干咳无痰,咽干鼻燥,气逆而喘,心烦口渴,舌红少苔,脉虚细而数或浮弦等症状,为燥热伤肺,气阴两伤,肺失宣降。范教授常用甘凉滋润之品,以麦冬、桑叶、枇杷叶清金保肺,凉而能补;以玉屏风散补肺气,健脾胃之气;佐杏仁之苦以降气,气降火亦降,而治节有权,气行则不郁;同时以百令胶囊补肾收敛肺气。联合用药改善肺功能、防治肺损伤进一步加重。

3. 放射性骨髓抑制

放疗可导致白细胞、红细胞、血红蛋白、血小板等下降。除了局部照射野引起直接抑制骨髓功能外,也与整体放射生物学效应相关,因此不同于常规化疗药引起的化疗后骨髓抑制,范忠泽教授在益气养精补肾生髓的基础上注重养阴生津,用药如黄精、石韦、菟丝子、仙鹤草、枸杞子、鸡血藤、麦冬、天冬、玄参等。

总之,范教授认为中医药联合放疗治疗恶性肿瘤,将益气养阴生津中药与放疗同步或放疗后使用,可减轻放疗引起的诸多毒副作用,使放疗达到足够的射线剂量、按时完成,起到较好的减毒作用,并改善生活质量。

4. 医案举例

医 案

李某,女,56岁。初诊:2017年12月8日。

病史 ▶ 患者2016年11月行舌癌(右侧)切除术。病理:鳞癌,淋巴结0/41(+),p-$T_1N_0M_0$ Ⅰ期。术后未行放化疗。2017年6月MRI复查未见异常。7月自觉右侧锁骨头处疼痛。9月PET/CT检查示右锁骨上、甲状腺旁结节(直径为2.3cm),穿刺提示:转移性鳞癌。9月25日行颈部淋巴结清扫,10月24日起放疗30次及辅助化疗,12月4日治疗结束。

中医四诊 ▶ 吞咽疼痛,口腔溃疡,口干,时胃脘胀满,皮肤敏感,手背见湿疹,颈部放射性皮炎Ⅳ度,舌红,脉细。

西医诊断 ▶ 舌癌术后;p-$T_1N_0M_0$,Ⅰ期;r-$T_0N_{2b}M_0$,ⅣA期。

中医诊断 ▶ 舌蕈。

辨证 ▶ 火热伤阴,气阴两虚。

治法 ▶ 益气养阴,生津清热。

处方 ▶ 生黄芪 12 g、太子参 15 g、生地黄 18 g、天花粉 15 g、制黄精 12 g、枸杞子 12 g、野菊花 12 g、知母 12 g、生石膏 15 g、玄参 12 g、莲子心 6 g、百合 12 g、陈皮 9 g、姜半夏 9 g、皂角刺 12 g、蒲公英 30 g、全瓜蒌 30 g、柴胡 9 g、八月札 15 g、绿梅花 9 g、蝉蜕 9 g、苦参 12 g、甘草 9 g、大枣 30 g,7 剂。

用法 ▶ 每日 2 次,每次 200 mL,饭后 1～2 h 服用。

按语 该患者为舌癌术后颈部淋巴结转移切除术后,经历了化疗、放疗,辨证属于中医学"舌草"的范畴。舌为心之苗,舌癌发病除了与脾经郁热有关,还与心经有热相关。放疗又为火热之邪,内外合热,最易灼伤阴津,津液不足则吞咽疼痛,口干;火毒之邪伤及黏膜则口腔溃疡;湿热之邪流于皮肤,颈部见放射性皮炎,皮肤敏感,手背见湿疹;火热内留,脾胃失和胃脘痞满。患者总为火热伤阴、气阴两虚之证,故以益气养阴、生津清热为大法,以生黄芪、太子参为君药,益气健脾补肺,培土生金;阴津被灼,用太子参、生地黄、天花粉、制黄精、枸杞子养阴生津;以莲子心、百合、苦参等药泻心火而保阴精;配合知母、生石膏清泻胃火,取白虎汤泻火以釜底抽薪之意;酌情使用野菊花、皂角刺、蒲公英、苦参等清热泻火之品,以泄火热之邪与癌毒之邪;多处皮损为湿热之邪流于皮肤,因此用苦参燥湿泻热;蝉蜕性味咸性凉,有疏散风热、利咽、透疹功效,现代研究发现蝉蜕还具有抗过敏的作用,可以使巨噬细胞的吞噬功能增强,达到提高人体免疫力的作用,在人体皮肤过敏以及超敏反应中,可以起到一定的抗过敏的作用。综合分析,范忠泽教授针对疾病的根本原因进行益气养阴扶正的同时泻火热治疗,又注意局部燥湿清热祛风,起到减毒增效作用。(张晓晓)

十四、中医药增强免疫治疗疗效

1. 调整阴阳、扶正治癌是肿瘤治疗的重点

《素问·生气通天论》曰:"阴平阳秘,精神乃治;阴阳离决,精气乃绝"。中医阴阳学说认为人体是一个阴阳对立统一的有机整体,并处于不断运动的动态平衡中,一旦这个平衡被打破,疾病也就随之产生。范忠泽教授尤为重视人体阴阳平衡、阴阳平和,他认为阴阳平衡,则正气充足,机体免疫系统可发挥抗瘤作用;阴阳失衡,正虚邪盛,则机体免疫系统抗瘤作用下降,导致肿瘤发生、发展。因

此,"调整阴阳、扶正治癌"是肿瘤治疗的重点。

目前中医药发挥作用在非特异性免疫治疗上,体现了中医扶正的理念。范忠泽教授重视机体自身的抗肿瘤能力,认为扶正治法是中医治疗恶性肿瘤的基本原则,主要针对各个脏腑气血阴阳虚衰给予对应的益气、养血、滋阴、温阳药物。范忠泽教授研究团队发现在消化道肿瘤的治疗中,肠胃清配合化疗能减轻化疗的毒副作用,通过下降外周血 CK20 mRNA 水平逆转化疗引起的多药耐药,还提高 CD4 水平和自然杀伤细胞(NK)来保护和调节化疗后的免疫功能,也能提高晚期带瘤生存患者的生存质量[26-39],因此范教授认为中医药治疗肿瘤有多靶点、多途径、免疫平衡调节的特点。

2. 扶正与免疫治疗

目前肿瘤免疫治疗已逐渐成为继手术、放疗和化疗之后的第四大肿瘤治疗方法。免疫主要包括非特异性免疫与特异性免疫。随着免疫逃逸、免疫监视机制研究的逐步推进,尤其是免疫检查点抑制剂为代表的特异性免疫治疗大放异彩,免疫治疗在肿瘤治疗中的作用重新被人们认识和接受。免疫抑制剂联合手术、放化疗、靶向治疗能进一步提高恶性肿瘤的治疗效果。免疫细胞浸润的肿瘤组织中 PD-L1 高表达、TIL 高浸润、B 细胞以及完整的抗原呈递,呈现免疫检查点抑制剂高应答,治疗效果好;而微卫星稳定亚型中存在少量的 $CD8^+T$ 细胞、PD-L1、PD-1 低表达时,免疫治疗在 MSS 型结肠癌中应答低,适应范围小。范忠泽教授观察到在临床使用免疫检查点抑制剂的患者中,全身状态较差的患者应用免疫检查点抑制剂临床效果较差,但是应用中药扶正治疗后患者状态改善,再用免疫检查点抑制剂能起到较好的抗癌作用。范教授研究团队的基础研究正在进一步探讨其作用的具体机制。

3. 医案举例

∽ 医 案 ∽

姜某,男,58 岁。初诊:2022 年 8 月 23 日。

病史▶ 患者 2022 年 7 月 25 日于上海安亭医院查胃镜。病理:胃体低分化腺癌。8 月 2 日复旦大学附属肿瘤医院 PET/CT 检查示胃癌,胃体胃壁弥漫性增厚,FDG 高代谢;肝门区、胃周、脾门区多发淋巴结转移;肝脏多发转移;门静脉右支癌栓形成。临床分期:$c-T_4N_2M_1$,Ⅳ期。8 月 15 日行白蛋白紫杉醇+FOLFOX+卡瑞丽珠单抗治疗 1 个周期。治疗后胃脘作胀,8 月 22 日复查血常规血红蛋白95 g/L,白细胞、血小板正常范围,谷丙转氨酶47.4 U/L。为进一步中医药治疗就诊。

中医四诊 ▶ 疲劳,胃脘作胀,纳差,面色不化,夜寐可,二便正常,巩膜未见黄染,舌淡、苔薄白,脉细。

西医诊断 ▶ 胃癌肝转移,c－$T_4N_2M_1$,Ⅳ期。

中医诊断 ▶ 胃积。

辨证 ▶ 脾肾亏虚,湿浊内阻。

治法 ▶ 健脾理气,补肾益精。

处方 ▶ 生黄芪15 g、防风15 g、生白术15 g、党参15 g、茯苓15 g、淫羊藿12 g、山药15 g、柴胡9 g、预知子15 g、大腹皮15 g、木香15 g、制香附15 g、枳实12 g、枳壳12 g、龙葵15 g、白花蛇舌草15 g、仙鹤草15 g、垂盆草30 g、田基黄15 g、黄精15 g、制鳖甲30 g、山慈菇12 g、煅瓦楞子15 g、陈皮12 g、法半夏9 g、石斛15 g,14剂。

用法 ▶ 每日2次,每次200 mL,饭后1~2 h服用。

二诊 ▶ 2022年10月18日。

病史 ▶ 完成5个周期化疗加免疫治疗,化疗期间出现恶心呕吐、乏力,肝肾功能已恢复正常。

中医四诊 ▶ 目前胃脘作胀轻度,稍恶心,目涩,夜寐可,二便正常,浅表淋巴结未触及肿大,双下肢无水肿,舌淡、苔薄白,脉细。

宗原法治疗,处方 ▶ 生黄芪15 g、防风9 g、生白术12 g、苍术12 g、厚朴9 g、党参30 g、茯苓12 g、猪苓18 g、淫羊藿15 g、肉苁蓉9 g、柴胡9 g、预知子15 g、大腹皮15 g、木香12 g、制香附12 g、莱菔子9 g、丁香3 g、柿蒂9 g、黄连3 g、吴茱萸3 g、煅瓦楞子30 g、密蒙花12 g、夜明砂30 g、垂盆草15 g、六月雪12 g,14剂。

三诊 ▶ 2023年2月7日。

中医四诊 ▶ 目涩已解,目前一般情况可,夜寐安,二便正常,浅表淋巴结未触及肿大,双下肢无水肿,舌淡、苔薄白,脉细。

宗前法治疗,处方 ▶ 生黄芪30 g、防风12 g、生白术15 g、淫羊藿15 g、肉苁蓉9 g、柴胡9 g、预知子15 g、大腹皮15 g、枳实15 g、枳壳15 g、木香12 g、制香附12 g、龙葵15 g、白花蛇舌草15 g、夏枯草12 g、石打穿15 g、鳖甲30 g、土鳖虫9 g、垂盆草15 g、黄精15 g、蔓荆子15 g、灵磁石30 g、半夏9 g、陈皮9 g,14剂。

按语　患者发病即为胃癌晚期,予化疗联合免疫检查点抑制剂治疗,治疗后消化道反应明显,伴有肝功能损伤,自觉无法耐受后续治疗。胃癌之疾,多见脾胃虚寒,中土不运,且痰湿阻滞明显。由于患者全身体能状态差无法耐受继续免疫治疗和化疗,曾想放弃治疗。范教授谨慎协调攻补之间,首诊时以玉屏风散、六君子汤、黄精、山药健脾益气养精扶助正气,通过健脾化湿为先,使中焦脾胃能腐熟、运化水谷,进而化生气血。再以柴胡、预知子、大腹皮、木香、制香附、枳实、枳壳以通为用,运用理气药使得补而不滞。一方面使气机得运,使化疗加免疫治疗过程中的消化不良症状得以缓解;另一方面也可使其他药物成分相对容易被机体吸收,提高了治疗效果。因此首诊后患者自觉能耐受后续西医的治疗反应,增强了治疗信心。故调治中土,注重平衡阴阳,维持身体的平衡状态,到末次就诊时已坚持完成8个周期化疗联合免疫治疗。由此可见,在免疫治疗飞速进展的时代,中医药治疗仍能发挥重要作用,通过调治中土,注重平衡阴阳调节免疫平衡,可增强免疫治疗的疗效。

(张晓晓)

十五、医话精选

1. 关于肠胃清的讨论

问:请介绍一下肠胃清组方原则。

答:肠胃清的组方原则是健脾理气、清热解毒,常用于治疗消化道恶性肿瘤,主要用于治疗肠癌和胃癌,由生黄芪、党参、白术、猪苓、陈皮、木香、八月札、仙鹤草、薏苡仁、野葡萄藤、红藤、石见穿12种药物组成。

问:肠胃汤组方的临床的思路是什么。

答:主要以中医理论为出发点,中医认为消化道恶性肿瘤尤其是肠癌,病因总是以脾气亏虚为主的,所以以健脾为首要治法。脾胃居于中焦,为全身气机升降之枢纽。脾气主升而胃气主降,脾升则健,胃降则和。消化道肿瘤患者多存在中焦气机升降失衡,同时伴有腑气不通,而六腑以通为顺,所以采用理气药物调节脾胃升降功能。湿热之毒蕴结是产生恶性肿瘤的重要原因之一,肠胃清在健脾理气的基础上加用清热利湿解毒之药,这就是肠胃清的组方原则。其中生黄芪、党参、白术益气健脾为君药,陈皮、木香、八月札、仙鹤草调理中焦气机为臣药,野葡萄藤、红藤、猪苓、薏苡仁、石见穿清热利湿解毒为佐药。诸药合用具有健脾理气、清热解毒的功效。

问：肠胃清治疗消化道肿瘤的效果如何。

答：我们做过一些临床研究，显示肠胃清联合化疗能延长晚期胃癌、肠癌患者的无进展生存期和总生存期，同时可改善脾虚症状、减轻化疗的不良反应、提高生活质量，还具有调节肠道菌群失调、保护肠道屏障、增强机体免疫功能的作用。

大家知道幽门螺杆菌（Hp）是诱发胃癌的重要因素。前期我们联合上海交通大学医学院附属瑞金医院等 11 家医院，在江石湖教授的指导下开展了一项肠胃清治疗慢性胃炎合并 Hp 感染的多中心临床研究。对 220 例慢性胃炎伴 Hp 感染患者进行了用药临床观察，一部分观察单用肠胃清与铋剂联用两种抗生素对 Hp 的根除率，另一部分观察肠胃清联用两种抗生素与肠胃清联用奥美拉唑及两种抗生素对 Hp 的根除率。研究发现单用肠胃清对 Hp 的根除率为 51.46%，肠胃清联用两种抗生素则能有效根除 Hp 感染，根除率 73.53%，与 PPI 联用两种抗生素 72% 的根除率相比差异无显著性意义。肠胃清单用或联用均能显著改善慢性胃炎伴有 Hp 感染患者的腹胀、胃痛、嗳气等症状，同时与单纯西药组相比不良反应较少。这项研究成果获得了上海市科技进步奖三等奖。

一些研究生也对肠胃清做了大量的基础研究，印象最深的是博士后张斌。从治未病的角度观察肠胃清对二乙基亚硝胺诱发肝癌的预防作用，最终研究发现虽然肠胃清组与模型组成瘤率均为 100%，但肠胃清组死亡率为 17.5%、腹水发生率为 44.44%，而模型组的死亡率达到 42.5%、腹水发生率更是达到了 87.5%。这项研究说明肠胃清对二乙基亚硝胺诱导肝癌动物模型具有降低死亡率、减少腹水等作用，对肝癌发生和发展有较好的预防作用。

研究发现在胃癌的治疗中，肠胃清联合化疗临床受益优于单纯化疗，其血清 VEGF 水平、骨髓抑制和消化道反应发生率均低于化疗组，1 年、2 年生存率均显著高单纯化疗组。而在另一项 220 例转移性大肠癌治疗的多中心研究中，我们发现肠胃清联合化疗组客观有效率为 30.53%、疾病控制率为 73.68%；单纯化疗组客观有效率为 27.59%、疾病控制率为 67.82%，两组相比无统计学差异。肠胃清联合化疗组患者的中位无进展生存时间和中位总生存期分别为 10.9 和 25.6 个月，单纯化疗组分别为 7.8 和 19.9 个月，差异均有统计学意义。

所以肠胃清不仅可以治疗胃肠等消化道肿瘤，而且对肝癌等肿瘤具有一定的预防作用。

问：肠胃清临床应用已经20余年，平时在临床运用时会做些调整吗。

答：在临床运用时我会再加一些补肾的药，主要是淫羊藿。尽管淫羊藿、仙茅都是温肾阳的药，但仙茅补火助阳过强，为温补肾阳之峻剂，而淫羊藿药性相对平和一些。

我用淫羊藿主要有两个原因：①中医认为人是以阳气为本的。肿瘤患者如果感觉易上火、口干、脾气急躁，这是阳气旺盛的一种表现，阳有余便是火嘛，但这要比阳气不足的患者预后好。通过多年的临床实践，我发现阳气在恶性肿瘤治疗中具有重要作用，如果患者畏寒、乏力、手足不温，这是阳气不足的表现，预后差。"阳气者，若天与日，失其所，则折寿而不彰"，阳气是人的生命之本，所以在临床上会经常加用些淫羊藿。②受到现代医家研究的启发。沈自尹院士研究发现温补命门之火的淫羊藿可激活内源性干细胞，而干细胞对机体损伤的修复和自我更新具有重要作用，沈院士认为干细胞具有"先天之精"的属性、与"肾藏精"密切相关。临床中我也发现胃肠等消化道肿瘤患者，在肠胃清的基础上加用补肾助阳的淫羊藿后，不仅精气神会比使用前好很多，同时生存期也更具有优势，今后还需进一步开展这方面的临床研究。

2. 关于乳腺癌的讨论

问：给我们讲讲对乳腺癌的一些认识吧。

答：乳腺癌是女性最常见的恶性肿瘤，《妇人大全良方》最早称之为"乳岩"，而《卫济宝书》首先提出"乳癌"的病名，并叙述了乳癌的预后——"四十岁以上愈四五，若腐漏者三年死。"

中医学对乳腺癌病因病机的认识多从整体出发，根据脏腑经络学说进行辨证分析，强调情志因素的重要性，认为乳腺癌患者多由情志不畅导致肝气郁结、横逆犯脾、气与痰结。同时足厥阴肝经走向是布胸胁绕乳而行，所以女子乳房与肝经关系密切。肝经多血少气，五行属木，主疏泄，能使脏腑经络之气运行通畅无阻，故气滞血瘀侵袭经络又以肝经首当其冲。《妇人大全良方》中记载"乳岩，此属肝脾郁怒，气血亏损"，所以乳腺癌的治疗上尤其重视疏肝理气。同时要注意关注患者的心理，很多乳腺癌患者由于手术切除乳房后会产生心理问题，这时除了用疏肝理气药物外，还可以加点甘麦大枣汤以调畅情志。

问：在乳腺癌的治疗、用药上有什么心得和经验。

答：中医治疗乳腺癌通常以疏肝理气为主，并益气健脾、清热解毒。疏肝理气药多用柴胡、预知子、木香、香附;益气健脾药以生黄芪、白术、茯苓为主;清热解毒药多用石打穿、石见穿、露蜂房、白花蛇舌草、山慈菇。山慈菇对妇科肿瘤疗效非常好,由于存在肝肾毒性,现在一般用9～12 g。

凡乳腺癌患者我都会以六味地黄丸为基本处方。乳腺癌是一种与内分泌关系密切的疾病,而中医认为肾与内分泌疾病关系密切,所以乳腺癌患者本虚之"本"在肾。我遵循"邪之所凑,其气必虚"的观点,处方中除了补中益气的生黄芪外,多用淫羊藿、生地黄、熟地黄、山茱萸、山药、杜仲、菟丝子等补肾类药物。临床实践也证明加上补肾药物后,患者感觉比单用疏肝理气药效果好。

问:如果患者出现肝转移、骨转移疼痛等情况,在用药上如何调整。

答:如果患者出现肝转移我会加大柴胡、预知子、枳壳、枳实、广郁金等疏肝理气药物用量,出现骨转移、疼痛等加强补肾和清热解毒类药物的使用。骨转移治疗中我常用骨碎补、片姜黄等具有补肾强骨、续筋通络、散瘀止痛功效类的中药。望江南是清热解毒药物,对癌性疼痛止痛效果较好,作用与全蝎相似,比川楝子、延胡索、徐长卿都强。望江南止痛的同时还具有通腑的作用,很多癌性疼痛患者使用吗啡类止痛药会出现便秘,所以临床上治疗这些患者时我都会使用望江南。

问:很多患者在化疗时会有恶心、呕吐等消化道反应,是不是需要停用中药。

答:建议静脉化疗期间暂时停用中药。化疗本身就会引起恶心、呕吐等消化道反应,这时再服用中药可能进一步刺激消化系统,加重恶心、呕吐等反应。为避免患者把化疗时恶心、呕吐等消化道反应与服用中药联系起来,产生心理阴影,降低依从性而影响疾病的治疗,我对严重恶心、呕吐的患者,在静脉化疗结束后加用陈皮竹茹汤、旋覆代赭汤、左金丸等以理气和胃、降逆止呕,减轻患者化疗的不良反应。

3. 关于胰腺癌的讨论

问:胰腺癌治疗效果很差,能讲一下对胰腺癌的认识吗。

答:胰腺癌是癌中之王,是世界范围内第7大癌症相关死因,也是死亡率最接近发病率的恶性肿瘤,其5年生存率为9%～11%。中国医学科学院国家癌症中心最新发布的数据显示,2022年中国有13.4万例新增病例和13.1万例死亡病例,发病率和死亡率分别位列第8位和第6位,其中男性发病率和死亡率均高于女性,呈一定的性别差异。胰腺癌具有早期诊断困难、手术切除率低、术后易复发转移等特点。目前治疗的难度大、预后极差,肥胖、2型糖尿病及吸烟等都是胰腺癌发生的高危因素。胰腺癌指发生于胰头、胰体及胰尾部等外分泌系统的恶性肿瘤，分为胰头癌和胰体胰尾癌。胰头癌容易压迫胆总管壶腹部而出现黄疸，胰体胰尾癌会出现消化不好、腰背疼痛。早期胰腺癌无特殊表现，往往出现症状都已经是中晚期了。早在《难经》就有五脏之积的记载，其中"脾之积名曰痞气，在胃脘，腹大如盘……发黄疸"与现代的胰腺癌相似。我认为胰腺癌具有"整体属虚，局部属实"的特点，多因日久脾气亏虚导致气滞、血瘀、热毒等蕴结于人体，在治疗上则以整体益气扶正、局部软坚消积为主。初期邪盛而正虚不甚，治疗以祛邪为主；中期正虚邪盛需攻补兼施；晚期正虚不耐攻伐以扶正为主，治疗上需自始至终体现"全身扶正、局部治癌"的思想。

问：胰腺癌中医如何辨证论治。

答：临床上胰腺癌辨证主要分为 3 类：①气滞血瘀，表现为腹胀、疼痛、恶心呕吐，腹部可摸到肿块，舌质紫暗，脉弦或涩；②肝胆湿热，表现为烦躁易怒，口苦，黄疸，舌红苔黄腻，脉弦数或滑数；③热毒蕴结，表现为全身黄染，发热，口苦口干，小便黄，大便干结，舌绛红苔黄，脉数。在治疗上，我总是以扶正健脾为主，在益气健脾的基础上，加用疏肝理气、清热解毒、化痰软坚的药物。健脾药物主要是生黄芪、党参、白术、茯苓，用柴胡、预知子、枳壳、枳实、大腹皮疏肝理气，用天南星、夏枯草、岩柏、红藤清热解毒、化痰软坚，其中天南星是胰腺癌专用的一味中药。

问：除了口服中药治疗外，中医还有其他什么治疗手段。

答：我们曾经做过胰腺癌的中药介入治疗，对指导胰腺癌治疗还是有意义的。我们采用中药榄香烯介入治疗晚期胰腺癌 11 例，与介入化疗的 11 例患者相比较，临床受益榄香烯组优于化疗组，榄香烯介入组的中位生存期达到 9.5 个月，而化疗组的中位生存期仅 6.3 个月，同时毒副作用榄香烯组明显低于化疗组。但这个资料有一个缺陷，就是入组的患者不是 100％都有病理诊断，因为不是每个人都有条件做病理，大部分是临床诊断的晚期胰腺癌。后续大家可以在胰腺癌的中药介入方面开展进一步的研究，希望研究的每位患者都要有病理诊断，这样我们的研究就更有说服力了。

4. 关于失眠的讨论

问：门诊好多肿瘤患者都伴有睡眠不好，请讲讲在这方面的一些临床心得吧。

答：相信大家门诊碰到患者的主诉，除了肿瘤疾病本身相关的——如局部疼痛、压迫、肿块变大、梗阻等之外，大多都是一些症状，如胃口不好、睡不着觉、夜尿多。我们门诊有位患者说自己一个晚上小便9次,这样怎么能睡好觉呢?当然,很多患者的主诉都是睡觉不好,也就是失眠。失眠主要表现为从开始睡觉到完全入睡的时间长、难度大,高质量睡眠时间短,睡眠中易惊醒,醒后难以再入睡等,属中医学"不寐""不得眠""不得卧"等范畴。失眠是一个严重的临床症状,可造成患者疲乏、注意力和记忆力的减退等。对于癌症患者来说,它还会与癌症形成恶性循环,严重影响患者的生活质量。

临床上碰到失眠,首先要对患者的睡眠情况有个了解,问他几点钟睡,几点钟醒,半夜起来吗?考虑一下他总的睡眠时间的长短。最新研究表明,睡眠时间一般在6~7 h就足够了。很多患者原来年轻的时候能睡10~12 h,随着年龄的增长睡眠时间逐渐减少,这种睡眠时间的减少是一种正常现象,年龄大了人如果还整天昏昏沉沉、睡不醒的话,这是一种病态,并不是睡眠好的一种表现。"睡不够"所带来的健康风险已经深入人心,甚至有一些平时睡不够的人,常常在周末采用"睡一个整天"的极端方式补充睡眠。"睡不醒"同样会危害人体健康。复旦大学附属华山医院历时3年,在近千人的大型临床队列研究中发现,晚间10点入睡、每晚保持6~7 h睡眠时长,阿尔茨海默病发病风险最低。睡眠不足或睡眠过多,比如每天睡眠时间少于4 h或多于10 h,都会增加阿尔茨海默病的发病风险。

睡眠不好主要有两种情况。第1种情况是难以入睡;第2种情况是入睡后容易醒。睡眠时间不长,醒了以后往往起来小便,小便后则出现难以入睡。患者有时候会说他晚上戴智能手表监测睡眠的,监测的结果说他都是浅睡眠、没有深睡眠,睡着了也都是浅睡眠。其实睡眠是一个由浅睡眠到深睡眠再浅睡眠再到深睡眠的循环过程。患者醒了以后,感觉精神差,好像都是浅睡眠,并不客观。根据具体情况来看,中医治疗靠辨证的。

问:失眠临床上如何辨证论治。

答:我们知道失眠和人体五脏关系密切。《难经》曰:"人之安睡,神归心,魂归肝,魄归肺,意归脾,志藏肾,五脏各安其位而寝",因此五脏功能正常,则神、魂、魄、意、志五神各居其位,人体则寤寐协调;反之,则五神离居而寤寐失调。

失眠和心肾不交关系密切。心肾两脏阴阳平衡,是保持心肾相交、水火既济的基础,任何一方偏盛或偏衰均可导致心肾不交而不寐。临床常表现为睡后易醒、早醒,伴心慌胸闷,耳鸣,健忘,注意力不集中,腰膝酸软,五心烦热,大便干,夜尿频,舌质红、苔少,脉细数等。癌症患者心肾不交型不寐多为肾阴或肾阳亏虚,导致肾水无法正常蒸腾上升资助心阴,继而心火亢盛。前者可用天冬、生熟地黄、山药、山茱萸、黄精、五味子等滋补肾阴,黄连、莲子心等清心降火。后者多用交泰丸加减,予黄连、莲子心清心降火,肉桂、淫羊藿温补肾阳,配以远志开心气、通肾气,交通心肾。

失眠和脾胃的失调有关。脾胃失调引起的不寐有虚实之分,实证多为饮食不节、胃气失和;虚证常为脾失健运、气血亏虚。早在《素问·逆调论篇》就有"胃不和则卧不安"的说法,《类证治裁·不寐》则提出"思虑伤脾,脾血亏损,经年不寐"的观点。"胃不和则卧不安",半夏秫米汤主之。脾胃不和,食滞内扰,则辗转反侧、夜卧不宁,治疗当和胃降浊,化滞安神。半夏与秫米合用,一温一凉,半夏善于降胃,秫米善于和胃,半夏与秫米并用,相辅相成,胃气以降为顺,脾胃为升降枢纽,胃气降则脾气升,清阳得升,浊阴得降,则上下阴阳自和。而对于脾气亏虚,气血生化乏源,心神失养的失眠,临床可用归脾汤以健脾益气、养血安神。脾气充足,方能化生血气以养心神。心神内守,阴阳平和,自可安睡。

失眠还与肺的功能失调相关。《素问·六节藏象论篇》载:"肺者,气之本也。"肺主气,肺主一身之气,卫气的生成和运行都有赖于肺。"卫气者,昼日行于阳,夜行于阴。若卫气独卫其外,行于阳,不得入于阴,故目不瞑。"若肺气虚,无力推动卫气循行,则卫气循行失常导致失眠的发生。肺主气的功能正常则气机和畅,人的精神、情志活动正常,则寤寐正常。故肺功能紊乱则昼不精、夜不瞑。肺还有司呼吸功能,可以维持呼吸节律的有条不紊。现代医学研究表明,呼吸节律的紊乱会对睡眠质量产生显著的影响,是导致失眠的重要原因之一。与肺的功能失调相关的失眠,临床治疗可选生脉散、补肺汤之类,以补益肺气、调和营卫、安神定魄。

失眠与肝的疏泄功能异常密切相关。《辨证录·不寐门》记载:"气郁既久,则肝气不舒,肝气不舒,则肝血必耗,肝血既耗,则木中之血上不能润于心,则不寐。"肝气郁结,气不调气不顺则引起失眠,与现代医学的抑郁症、焦虑症有关。所以要从肝论治,治疗宜疏肝泄热、除烦安神,主要的方剂有柴胡疏肝饮、逍遥散、甘麦大枣汤。甘麦大枣汤属于治疗脏燥的典型方剂,脏燥就是一种阴阳不平衡,内脏阴阳不平衡引起的失眠,所以用甘麦大枣汤恢复人体气血阴阳的平衡,使得肝气畅达、五脏得养、心肝得荣、神魂俱安,酣然入寐。

我认为中药对于肿瘤患者一定要起到调节平衡的作用,譬如阴阳平衡、升降平衡、出入平衡等,这是很重要的。

在临床使用的时候有许多种方法可以变通使用，大家一开始常规用的话，正规的处方开好，睡觉不太好加酸枣仁、夜交藤、合欢皮、灵磁石，这都是可以的。酸枣仁可以用9～30 g，如果便秘，合欢皮可以用30 g。合欢皮有通腑润肠、泻火的作用。灵磁石有镇静安神的作用，可以用30～60 g。远志用12～15 g。这是常规的第一步，用了以后患者的睡眠就会改善。

如果常规的治疗没效果，要从阴阳、脏腑角度来考虑。什么叫阴阳角度呢？"阳出于阴则寤，阳入于阴则寐"，因为睡觉总是阳入阴，醒了以后是阳出阴，它是这么一个平衡的关系，通俗来讲是给阳气一个门，就是阴药和阳药一起用。比如用阳药桂枝或者肉桂，可以再用阴药，入心的、入阴的药，如远志。如果患者舌质红绛、热象比较重，可以用生地黄、知母、莲子心、龙胆草，起到降心火、安神的作用。桂枝可以和生地黄搭配，也可以和远志搭配，这也是一种很好的治疗失眠的方法。如果患者肝火很旺，并有腑实的症状，常规用平肝潜阳、镇静安神的灵磁石，这时珍珠母、石决明可以搭配使用，同时可以使用枳实等通腑的药物。中医失眠症专家王翘楚老先生认为失眠责之于肝，治疗失眠从肝论治，临床多使用灵磁石、珍珠母、石决明之类的平肝药，治疗效果比较理想。

失眠除了与心有关以外，与肺脾、肝肾也是有关系的，临床用药可以在辨证的基础上灵活加减。服用方法上，我一般建议患者下午3:30服用，晚上睡觉前1～1.5 h再次服用，这样患者在睡觉时能维持一个较高的血药浓度，治疗效果比较理想。

大家跟我抄方的时候，应该也留意到一些睡眠不好的患者服药后，绝大多数反映睡眠好了。好的睡眠可以提高免疫功能和生活质量。患者睡不好，吃东西也不香，许多患者胃口不好都是睡眠不好引起的，所以首先要把睡眠问题解决好。

临床上要注重肿瘤患者主诉的一些症状，帮他改善后会产生更多的好感和信任感，这也是很重要的。现在一些晚期患者吃不下去东西，就不要再去大剂量放化疗了，可用旋覆花、代赭石、丁香、柿蒂，包括二陈汤、温胆汤。这样，患者服用后胃气不再上逆，就能吃点东西了，再慢慢进行其他治疗，许多事情往往欲速则不达。

问：失眠的是甲状腺癌患者，贝壳类的重镇安神药可以常规使用吗。

答：现在甲状腺癌患者越来越多，甲状腺疾病与食用海产品是有一定关系的，贝壳类的重镇安神药临时使用以解决睡眠问题，是没有问题的。但用一段时间可以停一停,包括生何首乌现在大家不敢用,而夜交藤是何首乌的藤,也对肝脏有毒,肉苁蓉、淫羊藿、夏枯草也有毒性。用时剂量应适当控制,同时在处方中加入垂盆草、田基黄、茵陈等以保肝,注意服用一段时间要定期检测肝功能。

重镇安神还有一味药就是琥珀。琥珀制成粉末效果很好,但琥珀末不要直接吃,可把它调入酸奶或者粥。另有一味就是生铁落,即打铁溅起来的火星,现在很少了。这味药原来胡建华老先生用于治疗精神疾病的(用至 120 g),效果绝对不亚于西药镇静药。

5. 关于新冠肺炎的讨论

给大家讲讲新冠肺炎吧。相信通过与新冠病毒这场战斗,不单是医生,普通百姓也受到了一场很好的教育,包括对世界的一些认识,对环境的一些认识,对人互相之间一些关系的认识,以及对疾病的认识,收获大概比上课还要多,我想大家都应该深有体会。

新冠肺炎就是一场疫病。早在《素问·六元正纪大论》里面就提到了疫病,并说明其具有传染性的特点。张仲景的《伤寒论》不仅有关于疫病有记载,而且有方、有法、有治疗。《伤寒论》的"伤寒例"里提到:"从春分以后,至秋分节前,天有暴寒者,皆为时行寒疫也"。《伤寒论》有很多方子都能够治疗疫病,我们这次用的麻杏甘石汤、白虎汤、小柴胡汤、麻黄附子细辛汤、半夏泻心汤,都来自《伤寒论》。《伤寒论》讲述的六经辨证,是针对寒疫的,把寒疫的发展分成太阳病、阳明病、少阳病、太阴病、少阴病、厥阴病,6 个阶段进行辨证论治。外感寒邪,寒邪非温不散,《伤寒论》中主要用辛温药、辛温解表法治疗。因为寒者热之,所以多用温药。

到了明清阶段,中医有关疫病的研究得到了充分的发展。如明末吴又可《温疫论》中的达原饮,在这次新冠肺炎治疗中也得到了应用。而清朝最突出的医家当属叶天士、薛生白、吴鞠通、王孟英,其中尤以叶天士和吴鞠通对温病学的贡献最大。叶天士创立了温病学派,提出了卫气营血辨证。吴鞠通丰富并发展了叶天士理论,其在《温病条辨》中提出的三焦辨证对后世有着深远地影响。所以我们治疗温病、疫病,基本上都是按照张仲景、叶天士、吴鞠通这几位大家的思路。寒疫就用六经辨证,温疫就用卫气营血、三焦辨证。

张伯礼院士经过调查研究发现,新冠肺炎是一种寒湿疫,并拟定了中药。患病人群服用后症状很快控制了,并将其纳入治疗指南。其间,张伯礼院士还因急性胆囊炎行胆囊切除术,我非常钦佩张老。

从 2020 年到现在,新冠疫情基本性质没变,都是寒湿疫。疫情后门诊的时候,我都会问患者是否感染过? 感染后有什么症状? 发热几度? 有什么后遗症? 我门诊的大多数患者症状不严重,有小部分一直服用中药的没有感染。门诊开给患者的中药处方主要由两大类药物组成,一类是扶正,一类是祛邪。扶正类中药以益气养阴为主,祛邪类中药则以清热解毒居多,可见两大类中药对于预防感染或者感染后减轻症状、减少后遗症等应该是有帮助的。仅用一些疏风解表、清热解毒的药去治疗疫病是违反中医治疗原则的,宜扶正祛邪为主。对于新冠疫情的后遗症的治疗,如果表现为肺部症状,以玉屏风散加淫羊藿、肉苁蓉补肺益肾为主;肺纤维化,用桂枝、丹参加上山海螺;咳嗽咳痰严重用三拗汤加三子养亲汤;心律失常的,配以炙甘草汤。

防重于治,疫情期间我给我们医院开过处方,也给江浙一带两家民营工厂开过处方。主要是玉屏风散、仙蓝汤加上羌众汤,由生黄芪、防风、淫羊藿、绞股蓝、羌活、贯众等组成。使用这个方子后,民营工厂每位工人吃 10 天药,一家的感染率是 25%,另一家是 32%。对正常生产基本没造成太大影响。

中医中药通过扶正调整人体的阴阳平衡,使人处于一个平和的状态,在疫病的防治中是很重要的,是防治疫病的一个基本原则。

6. 使用动物药治疗肿瘤的临床经验

问:在跟您抄方过程中,发现处方中经常用到一些僵蚕、全蝎、蜈蚣、土鳖虫、炮山甲之类的动物药,请介绍下用药经验。

答:动物药种类繁多,功用各异。有的用其全体,如僵蚕、蜈蚣、全蝎;有的用部分,如羚羊、鹿、犀牛用角,穿山甲用其甲片,龟鳖则用其腹甲或背甲;有些是动物的分泌物甚至病理产物,如麝香、牛黄等。由于动物药来之不易,因此非常珍贵,很多被列为贵重药材,如虫草、麝香等。

僵蚕又称天虫,是家蚕是感染白僵菌后致死的干燥虫体。味辛咸而性平,入肝、肺、心、脾经。具有祛风降火、化痰软坚、解毒疗疮的功效。适用于风热痰火之咽喉肿痛、风疹瘙痒、瘰疬痰核。与蝉蜕研粉,以 2:1 混合,每次 4g,每日 3 次,治疗流感发热及风热型感冒疗效佳,兼治皮疹瘙痒。僵蚕单用研末吞服治疗头风头痛,并具有降血糖作用。与全蝎同用可息风定痉,治疗小儿惊风抽搐。僵蚕加白附子、全蝎,治疗中风口眼㖞斜,僵蚕还具有治疗肠息肉、子宫肌瘤等作用,临床上可以配合夏枯草、牡蛎加减应用。

全蝎又称全虫,味辛性平,小毒,入肝经。具有息风止痉、开瘀蠲痹的功效。

全蝎为治风要药,主治惊风、抽搐、风湿痹痛、肿瘤、结核。全蝎尾功效较全蝎效力更强,研末较煎煮效果更佳。治疗哮喘可用全蝎尾,一般 1～3 条或全蝎 2～3 g,研末分 2 次吞服。长期服用无明显毒性。

蜈蚣味辛性温,小毒,归肝经。具有祛风止痉、攻毒散结的功效。与全蝎功效相似,常与全蝎同用增强疗效。《药性歌括》曰:"蜈蚣味辛,蛇虺恶毒,止痉驱邪,堕胎逐瘀。"张锡纯指出:"走窜之力最速,内而脏腑,外而经络,凡气血凝聚之处皆能开之""凡一切疮疡诸毒皆能消之。其性尤善搜风,内治肝风萌动,癫痫眩晕,抽掣瘈疭,小儿脐风;外治经络中风口眼㖞斜,手足麻木"。蜈蚣内服一般 3～5 g。脑胶质瘤或肿瘤脑转移患者出现癫痫抽搐者可用蜈蚣、全蝎、僵蚕、地龙等分研末,每日 2 次,每次 3 g。针对癌性疼痛患者,常全蝎配合蜈蚣一起使用,两者均可祛风止痉、通络止痛,两药相伍为用,外达经络,内走筋骨,共达通络止痛、解毒消肿之效。

水蛭即蚂蟥,味咸苦性平,归属肝经。具有破血逐瘀、消癥散结的功效,可用于瘀血停滞、闭经、跌打损伤等,常与三棱、莪术、当归、桃仁等同用,治疗瘀血所致的癥瘕肿块。《医学衷中参西录》中理冲丸就是由水蛭、生黄芪、生三棱、生莪术、当归、知母和生桃仁组成,主治癥瘕积聚、妇女经闭不行等,临床可根据患者具体舌、脉,予水蛭、三棱、莪术等配伍使用。常用剂量一般为 6～9 g。

虻虫味苦性寒,归肝经。破血逐瘀之力峻猛。临床多用于癥瘕积聚、闭经、跌打损伤,也可用于肿瘤。我在临床使用相对较少。

土鳖虫又称䗪虫,俗称地鳖虫。味咸性寒,归肝经。具有破血逐瘀、续筋接骨、疗伤止痛、软坚散结的功效。与水蛭、虻虫相比,是一味最平和的活血化瘀药。临床用于治疗癌症及瘀证性疼痛,表现为舌下络脉瘀滞。常用剂量一般为 9～12 g。

天龙俗称壁虎、守宫等,味咸性寒,归肾、肝经。具有祛风通络、攻毒散结的功效。可用于脑卒中瘫痪,风湿关节痛。临床上我常用天龙治疗颅内肿瘤、食管癌、肺癌、肝癌、肠癌等多种恶性肿瘤。常用剂量一般为 12～15 g。治疗脑肿瘤常配合蛇六谷一起使用,蛇六谷又称魔芋、蒟蒻,煮后成黏糊状,宜边煎边搅拌。蛇六谷多用于脑肿瘤、乳腺癌。

地龙又称蚯蚓,味咸性寒,归肝、肾、肺经。具有清热定惊、通络平喘、利尿的功效。《本草纲目》谓其"性寒而下行,性寒故能解诸热……通经络也""地龙主历节痛"。现代研究表明,地龙具有抗凝、抗炎、止痛、调节免疫等作用,可用于肺热咳喘、半身不遂、高热狂躁、脑出血及热结膀胱之小便不利。常用剂量一般为12～15 g。

虫类药目前在常见病、多发病以及疑难杂症的治疗中应用广泛。首届国医大师朱良春先生就善用虫类药,临床中选药精当,可达到"邪去而不伤正,效捷而不猛悍"的效果。

麝香是成年雄性麝脐下香囊分泌物,李时珍曰:"麝之香气远射,故谓之麝。"麝香是一味名贵的中药材,因其香气远射而得名。麝香分为毛壳麝香及麝香仁,麝香仁为去毛壳的麝香,呈颗粒状的称为"当门子"。天然麝香极其珍贵,呈现棕褐色,光泽明显,气味腥臭,具有极强穿透性。麝香具有开窍醒神、活血通经、消肿止痛的功效。可用于治疗闭证神昏、疮疡肿毒、瘰疬痰核、血瘀经闭、跌打损伤、风寒湿痹、难产死胎等。目前使用天然麝香的有同仁堂的安宫牛黄丸、雷允上的六神丸、八宝丹及片仔癀。

乌梢蛇味甘性平,归肝经。具有透骨搜风、祛风通络、息风止痒的功效。临床常用于风湿痹痛、惊风抽搐、皮肤瘙痒。常用剂量一般为15～30 g。

炮山甲又名甲片、川甲、川甲片、鳞甲片,是穿山甲的鳞片,味咸微寒,归肝、胃经。《本草求真》言其"惟其善窜,所以通达经络,无处不到",《医学衷中参西录》言其"气腥而窜,其走窜之性,无微不至,故能宣通脏腑、贯彻经络、透达关窍,凡血凝、血聚为病皆能开之"。对于前列腺增生和前列腺癌患者伴小便不畅,配合肉桂效果奇佳。常用剂量一般为9～15 g。

鳖甲味咸气平,归肝、肾经。具有滋阴潜阳、退热除蒸、软坚散结的功效。鳖甲长于软坚散结,适用于腹内癥瘕积聚,临床常与䗪虫、牡丹皮、桃仁、厚朴等活血化瘀、行气化痰药配伍。

牛黄是牛干燥的胆结石。产于陕西三原县的,习称"三原黄",质量最佳。牛黄多呈卵形、类球形、三角形或四方形,大小不一,少数呈管状或碎片。表面呈黄红色至棕黄色,气味清香,味先苦后甘,有清凉感。牛黄味甘性凉,归心、肝经。具有清心、豁痰、开窍、凉肝、息风、解毒的功效。用于热病神昏,中风痰迷,惊痫抽搐,癫痫发狂,咽喉肿痛,口舌生疮,痈肿疔疮,多入丸散用,如安宫牛黄丸。

冬虫夏草是传统名贵的滋补药材,为冬虫夏草菌寄生在蝙蝠蛾科昆虫幼虫上形成的复合体,主要产于西藏、青海、四川以及云南。冬虫夏草由虫体与从虫头部长出的真菌子座相连而成。表面呈深黄色至黄棕色,有环纹和8对足,头部红棕色。冬虫夏草气微腥,味微苦,性甘温,归肺、肾经。具有补肾填精、滋阴益气、补肺止血等功效。临床可用于肾虚精亏,阳痿遗精,腰膝酸痛,久咳虚喘,劳嗽咯血。晚期肿瘤患者肺肾亏虚时用之效果颇佳,可煮水、泡酒或煲汤,但由于价格昂贵,临床使用相对较少。

鹿茸是梅花鹿、马鹿等雄鹿未骨化而带茸毛的幼角,性温味咸,归肾、肝经。古代医家认为鹿之精气全在于角,而茸为角之嫩芽,气体全而未发泄,故补阳益血之力最盛。《本草纲目》称鹿茸"善于补肾壮阳,生精益血,补髓健骨"。鹿角霜为鹿角熬制鹿角胶后剩余的骨渣。由于鹿茸较为昂贵,临床对于肾阳虚较甚患者,我多在淫羊藿、肉苁蓉、仙茅的基础上加用鹿角霜 30 g 以温肾阳、益精血。

水牛角是犀角的代用品,味咸性寒,归心、肝、胃经。具有清热、凉血、定惊、解毒等功效,可治疗邪热入血分,出现惊狂烦、斑疹发黄、吐血衄血、小儿惊风、咽喉肿痛、口舌生疮诸症。临床上放化疗等原因导致血小板减少的患者,多有舌绛红、脉细、数口舌干燥、牙龈出血、皮肤紫癜等阴虚、血热动血之象,对于这类患者我常用水牛角 30~60 g,加生地黄、玄参、石斛等滋阴生津,牡丹皮、石膏等清热凉血,同时配以藕节、槐花、地榆、白茅根、侧柏炭、大小蓟、仙鹤草等止血;如伴有大便秘结者可用大黄以清热逐瘀,同时大黄本身具有一定止血作用。

在几十年治疗肿瘤的临床经验中,我发现许多带瘤生存的患者,在其治疗过程中动物药发挥着非常重要作用。现代研究发现,动物类中药具有多方面的抗癌机制,有的具有细胞毒作用,可直接可抑制肿瘤细胞生长;有的阻止肿瘤新生血管生长等。它们大部分具有提高免疫力及良好的镇痛效果,具有多途径、多环节治疗的作用,这与中医扶正治癌的理论是相符合的。(陈彬)

十六、教学查房精选

1. 2021 年 3 月 3 日教学查房

俞某,男,75 岁。

病史▶患者 2019 年 9 月无明显诱因下反复出现气喘,活动后加重,2020 年 6 月气喘较前加重,2020 年 7 月患者咳嗽咳痰,痰中带血,遂于 2020 年 8 月 26 日至同济大学附属上海市肺科医院就诊,查胸部 CT 示:①右肺下叶肺癌(直径 77.5 mm)可能伴阻塞性炎症,纵隔、肺门、右侧锁骨下、左侧腋窝多发淋巴结增大。②双肺气肿、肺大泡。③肝内略低密度肿块影,转移可能。④左侧第 5 肋骨骨质破坏,转移可能。CEA:53.41 μg/L。CT 定位下经皮肺穿刺活检。病理:

(右肺)非小细胞癌,免疫组化符合腺癌。基因检测:ALK、ROS1、BRAF、EGFR未见突变。患者未进一步检查及治疗,自行口服抗生素、止咳化痰药物后呼吸、喘促及痰中带血无明显好转,9月10日就诊于中医肿瘤科,9月29日起行第1次培美曲塞单药方案(培美曲塞750 mg,静脉滴注,d1)姑息化疗,化疗后出现Ⅱ度骨髓抑制(白细胞:$2.7×10^9/L$,血小板:$56×10^9/L$),予重组人粒细胞刺激因子注射液(惠尔血)、重组人血小板生成素注射液(特比澳)对症治疗后好转(白细胞:$16.7×10^9/L$,中性粒细胞占比:0.806,血小板:$363×10^9/L$)。10月24日行第2次培美曲塞750 mg姑息化疗,化疗后未发生骨髓抑制。中医肿瘤科行多次唑来膦酸抗骨破坏治疗。11月5日胸部CT检查示右肺下叶占位(大小为78 mm×44 mm),右肺下叶部分肺不张,纵隔内见肿大淋巴结、部分钙化,左侧部分肋骨骨质密度欠均匀,肝内多发混杂密度团块影。CEA:117.48 ng/mL。评估病情进展。11月12日起行安罗替尼靶向治疗。12月19日CEA:95.91 ng/mL,胸部CT示右肺下叶肺癌(大小为54 mm×47 mm),左肺上叶恶性结节(直径为11 mm、周边长段毛刺)可能,右肺门、纵隔内见多发肿大淋巴结,部分钙化。左侧部分肋骨转移灶可能大。腹部CT检查示肝脏多发低密度影,转移灶考虑。

刻下▶ 患者乏力,咽干口燥,偶有咳嗽咳痰,无明显痰中带血,时有气喘,动则加重,背部疼痛不适(NRS 2~3分),午后低热,无自汗盗汗,胃纳稍差,小便少,大便硬,2~3日1行,睡眠可,舌质红、苔剥,脉细。

既往史▶ 身体健康状况尚可。

疾病史▶ 患者既往有高血压病史6年,最高血压160/100 mmHg,服用氯沙坦钾片(科素亚),自诉血压控制可。否认糖尿病、哮喘等其他内科病史。

传染病史▶ 否认肝炎、结核等传染病史。

过敏史▶ 否认药物过敏史。

手术外伤史▶ 否认手术及外伤、骨折史。

个人史▶ 出生于上海,工作居住环境条件一般,否认疫水、疫区接触史。否认毒物、粉尘、放射性物质接触史。有吸烟史40余年,平均每日40支,发病后已戒。

家族史▶ 否认有家族遗传病、肿瘤病史。

疾病分析 肺在中医藏象学说中是五脏之一,在人体脏腑之中位置最高。《灵枢·九针论》说:"肺者,五脏六腑之盖也。"肺的功能体现在其宣发和肃降上,且肺主气,司呼吸,又能通调水道,朝百脉。肺主宣发肃降,这是其他功能的基础。肺通过宣发和肃降将气血津液布散至全身,内而脏腑经络,外而肌肉皮肤,无处不到。排出体内的浊气,宣发卫气于肌表,抵御外邪;吸入清气,以保证人体之气的产生,并将代谢后水液"下输膀胱"。若肺之宣发肃降功能失常,就会引起"肺气不宣""肺失肃降"等病理变化,一则自然界清气不能入内,影响正气的形成;二则代谢产物不能正常排出,积聚体内,损伤正气,终使恶性肿瘤的生成。中医对于肺癌的治疗由来已久,历代医家治法不外乎"坚者消之,结者散之,留者攻之,损者益之",这些治疗法则都是建立在辨证论治基础之上的。

范教授查房指出:气是指构成人体和维持人体生命活动的精微物质,具有推动、营养、气化、温煦、防御、固摄等作用。正气就是人体内重要的抗病物质,所谓"正气存内,邪不可干"。阴液也是人体内的基本生命物质,所谓"阴平阳秘,精神乃治。"疾病必然是体内阴阳平衡关系的失衡,而阴液的亏损更为多见。朱丹溪言"阳常有余,阴常不足",肺癌患者多见气急,乏力,口干,午后低热,舌红、苔剥,脉细之征象,故肺癌以气阴两虚多见。该患者乏力,咽干口燥,气喘,结合舌脉,辨证为气阴两虚,热毒内结。目前正虚邪实,虚实错杂,但以正虚为主,治疗以扶正为要,以益气养阴为主,辅以清热解毒。祛邪以不伤正为原则,考虑化疗等治疗对正气的损伤,暂不考虑进一步化疗。方药:生黄芪30 g、白术15 g、南北沙参(各)30 g、天麦冬(各)15 g、女贞子12 g、仙鹤草15 g、前胡12 g、百部12 g、鱼腥草15 g、骨碎补15 g、延胡索15 g、川楝子15 g、白花蛇舌草30 g、蚤休15 g、垂盆草30 g、炒谷麦芽(各)15 g、生甘草9 g,7剂。

2. 2021年7月21日教学查房

李某,男,64岁。

现病史 ▶ 患者本次因"左中上腹胀痛1周,发现肝占位3 d"入院。2021年7月13日当地医院查胸部+全腹部CT检查示:①肝脏内多发团片块状低密度影,肿瘤性病变,大小约71 mm×57 mm(肝细胞癌伴肝内转移? 均为转移性肿瘤?)。建议必要时行MRI增强检查或穿刺活检明确,门静脉欠清。②肝Ⅳ段小钙化灶;胆囊、胰腺、脾脏、双肾及胃肠未见明显异常。③盆腔少许积液,前列腺增大伴钙化;膀胱后壁局部不规则增厚,增大前列腺所致? ④右肺中叶、左肺上叶尖后段少许感染灶、部分纤维灶;左肺下叶后基底段纤维灶。双肺散在粟粒、微小结节影,较大者为右肺下叶外基底段、不除外局部胸膜增厚可能。2021年

07月17日 AFP：2. 67 ng/mL，CA50：＞180 U/mL，CA125：39. 4 U/mL，CA199：1 545 U/mL，PSA：2. 58 ng/mL。

刻下 ▶ 患者时有左上腹部胀痛不适（NRS 3 分），无恶心、呕吐，无咳嗽、咯痰，无胸闷、气促，无呕血、黑便，有腹泻，大便不成形，胃口可，小便正常，夜寐安，自诉近半年瘦10 kg，舌质暗、苔白腻，脉细滑。

既往史 ▶ 既往健康状况尚可。

疾病史 ▶ 否认高血压、糖尿病、脑梗死等慢性病史。预防接种史不详。

传染史 ▶ 否认肝炎、结核等传染病病史。

过敏史 ▶ 否认药物及食物过敏史。

手术外伤史 ▶ 否认其他手术及外伤、骨折史。

个人史 ▶ 出生于湖北，工作居住环境条件一般，否认疫水、疫区接触史。否认毒物、粉尘、放射性物质接触史。有吸烟史，否认酗酒等不良嗜好史。

家族史 ▶ 否认肿瘤等家族遗传史。

疾病分析 肝占位需明确原发或继发性，该患者病情分析来看可能为胰尾或胃肠肿瘤可能。本病属中医学"肝积"的范畴。患者饮食不节，六淫疫疠留滞经脉，聚于脏腑，致使气血失调，肝肾阴虚，日久而成。脾失健运，化痰生湿，加之肝气郁结，肝失条达，郁久化火生度，血行受阻，气滞血瘀，日久形成肿块。气机受阻，腑行不畅、不通则痛，故见腹部胀痛不适；脾气不足不能运化水谷，故见腹泻、大便不成形，舌质暗、苔白腻，脉细滑，均为脾气亏虚、湿阻中焦之象。而患者舌质暗，则兼有瘀血内阻之象，治宜健脾益气，理气化湿，活血化瘀，软坚散结为主。

范教授查房指出：恶性肿瘤患者应尽可能明确原发或继发，病理诊断是金标准。该患者目前有肝脏多发占位性病变，应为转移性肝癌可能，故需寻找原发灶。该患者可行动脉药盒植入，每月药盒内注入消癌平注射液有助于控制肝内病灶，改善生活治疗，延长生存期。结合症状、体征及患者舌脉，证属脾气亏虚、湿阻中焦。治宜健脾益气，理气化湿，疏肝和胃，解毒抗癌。在治疗的同时可稍用土鳖虫破血逐瘀，缓消痞块。方药：党参12 g、苍术9 g、生白术9 g、厚朴9 g、黄芩9 g、预知子15 g、大腹皮12 g、土鳖虫9 g、仙鹤草30 g、龙葵30 g、半边莲15 g、半枝莲15 g、白花蛇舌草15 g、谷芽15 g、菜菔子9 g、绞股蓝12 g、甘草6 g，7剂。

3. 2021 年 8 月 4 日教学查房

江某,女,74 岁。

现病史 ▶ 2020 年 1 月初患者受凉后出现咽喉疼痛,咳嗽咳痰,无胸闷、胸痛,无发热,无心悸、气喘,自行服用氨酚伪麻美芬片(日片)/氨麻美敏片Ⅱ(夜片)(日夜百服咛)后咽痛好转,咳嗽、咳痰仍有,痰量多、色白,易咯出。2020 年 1 月 11 日出现心慌乏力,自行服用美托洛尔(倍他乐克),症状无法缓解。遂于某医院急诊,测血压 180/110 mmHg,心率 110 次/分,查胸部 CT 示右肺占位(直径约 3.9 cm),考虑恶性肿瘤。急诊予降压等对症处理,自诉症状好转。后转诊于上海交通大学医学院附属胸科医院就诊,查胸部 CT 示右侧大量胸腔积液,无手术指征。遂于同济大学附属第十人民医院就诊,B 超检查示右侧胸腔积液,行胸腔穿刺置管引流,共引流出淡黄色液体 10 000 mL,胸腔积液细胞学检查示腺癌。于 2020 年 1 月—2020 年 4 月行化疗 4 个疗程(培美曲塞 1.0 g＋奥沙利铂 150 mg),化疗期间,患者自觉乏力、纳差、不能耐受,于第 4 个疗程后拒绝化疗。后长期接受中医药治疗。2020 年 7 月复查胸部 CT 示右肺肿块直径缩小至 2 cm。2020 年 12 月 4 日胸部 CT 示右肺上叶肺癌伴纤维灶,右肺上叶结节灶(34 mm×36 mm),病变较前片有所增大。左肺舌段、右肺中叶及两肺下叶呈炎性纤维条索灶,右肺门部分淋巴结钙化,主动脉壁及主动脉瓣部分钙化。2020 年 12 月 12 日于中医肿瘤科行贝伐珠单 500 mg＋培美曲塞 0.8 g＋奈达铂 80 mg 方案化疗第 1 周期,无明显化疗后毒副作用。

刻下 ▶ 患者自觉偶有心慌,全身乏力,偶有咳嗽,无咳痰,无发热,无胸闷、胸痛,无黑蒙,寐可,二便调,舌质红、苔薄腻,脉细。

疾病史 ▶ 患者既往有室性期前收缩(早搏)多年,目前自服美托洛尔(倍他乐克)缓释片控制心律,症状控制可。否认高血压、糖尿病、哮喘等其他病史。

传染病史 ▶ 否认肝炎、结核等传染病史。

过敏史 ▶ 否认药物过敏史。

手术外伤史 ▶ 20 年前曾行子宫肌瘤切除术;否认其他手术及外伤、骨折史。

个人史 ▶ 出生于上海,工作居住环境条件一般,否认疫水、疫区接触。否认毒物、粉尘、放射性物质接触史。否认烟酒不良嗜好史。

家族史 ▶ 弟弟 4 年前诊断为胃癌。

疾病分析 肺癌是指原发于各级支气管上皮细胞及细支气管肺泡上皮细胞的恶性肿瘤。中医认为本病的病因病机主要为素体不足,邪毒侵肺;饮食情志,伤脾生痰;久积伤肾,阴阳两虚。病位在肺,常累及脾、肾,是全身疾病的一个局部表现。其病理因素主要为"痰""瘀""毒"。病理性质总体为全身属虚、局部属实的本虚标实之证。基本治则以扶正祛邪、攻补兼施为关键,重视气阴、脾肾兼顾。

范教授查房指出:对于一些只有胸腔积液而无实体瘤的患者,不应急于行静脉化疗。该患者目前右肺实质性占位,可在化疗的基础上予以中医药扶正抗癌。患者舌质红、苔薄腻,证属气阴两虚。治宜益气养阴,解毒抗癌。方药:党参30g、天冬10g、麦冬10g、制五味子10g、黄芩12g、制半夏15g、紫苏梗10g、旋覆花6g、川芎10g、广郁金10g、丹参10g、大枣10g、甘草6g、炙鸡内金10g、生山楂15g、六神曲炭15g、炒麦芽15g、制黄精15g、蜜麸枳壳15g、制厚朴10g,7剂。

4. 2022年2月16日教学查房

王某,女,81岁。

现病史 患者本次因"发现胃占位,纳差伴烦躁1个月余"入院,患者平时饮食不规律,1个月前出现乏力伴纳差,进食后恶心、呕吐,呕吐物为胃内容物,量少,无发热,无泛酸、嗳气,无腹痛、腹泻,偶有烦躁。2022年1月14日就诊于上海交通大学医学院附属第一人民医院,PET/CT检查示:①胃体及胃窦壁增厚,胃周、腹主动脉旁、肠系膜、双髂血管旁、双腹股沟、双肺门、纵隔、左腋窝、左锁骨区多发淋巴结(部分肿大),葡萄糖代谢不同程度增高,考虑胃癌伴多发淋巴结转移可能。②脑萎缩,脑白质病。③双颈部多发小淋巴结,部分葡萄糖代谢略增高,考虑炎症可能。④双肺下叶间质性改变。心包少量积液。⑤胆囊结石,胆囊炎。⑥盆底少量积液。⑦右髂骨、右股骨头多发骨质缺损区伴葡萄糖代谢轻度增高,考虑良性病变可能。⑧骨质疏松,腰椎内固定中,脊柱退行性变。因患者高龄,时有烦躁,无法行胃镜进一步检查。对症治疗未见明显好转。

刻下 患者纳差,时有烦躁,夜间明显,乏力,偶有反酸,头晕,胸闷,小便可,自诉近半年瘦2kg,舌质淡、苔白腻,脉细。KPS:60分,NRS:1分。

既往史 健康状况尚可。

疾病史 有高血压病史30年,目前口服缬沙坦降压,血压控制可,有2型糖尿病,现未服用降糖药,血糖控制可,否认脑梗死等慢性病史。预防接种史不详。

传染史 ▶ 否认肝炎、结核等传染病史。

过敏史 ▶ 否认药物及食物过敏史。

手术外伤史 ▶ 42年前行全子宫切除术和一侧卵巢切除术,6年前在外院行腰椎骨折固定术。

输血史 ▶ 否认输血史。

个人史 ▶ 出生于上海,工作、居住环境条件一般,否认疫水、疫区接触史。否认毒物、粉尘、放射性物质接触史。有吸烟史,否认酗酒不良嗜好史。

家族史 ▶ 否认肿瘤等家族遗传病史。

疾病分析 结合患者PET/CT检查报告,胃恶性肿瘤临床诊断基本明确。本病属中医学"积证"的范畴。患者老年女性,正气亏虚,脏腑功能亏虚,气血津液失于正常输布,痰浊瘀毒内结胃腑,发此恶证。正如《黄帝内经》云:"正气存内,邪不可干,邪之所凑,其气必虚",脾气亏虚,运化失常,气血生化乏源,周身失养,而见乏力、头晕、胸闷;癌毒为最毒之邪,最易伤人正气,导致脏腑功能失调。脾气亏虚,脾虚则不能运化水谷,化生湿浊,气血生化无源,则乏力、纳差;胃气上逆而偶有泛酸。脾虚痰浊内生,上蒙清窍,可见烦躁不安;结合舌脉,四诊分析,患者为脾虚痰湿之证。治宜健脾化湿、化痰解毒。

范教授指出:恶性肿瘤患者应尽可能明确病理,决定后续治疗方案。目前患者一般情况较差,治疗以对症支持治疗为主,可以醒脑静醒脑开窍,提高生活质量,延长生存期。结合症状体征及舌脉,证属脾气亏虚、湿阻中焦。治宜健脾益气,化痰解毒。方药:生黄芪30g、党参15g、生白术15g、猪苓30g、茯神15g、茯苓15g、升麻12g、葛根15g、淫羊藿15g、肉苁蓉9g、陈皮9g、制半夏9g、炒蔓荆子15g、石菖蒲30g、白花蛇舌草30g,5剂。(陈彬)

主要参考文献

[1] 张伯礼.谈中西医结合事业发展的方向、路径和任务[J].中国中西医结合杂志,2018,38(11):1294.

[2] 林洪生.恶性肿瘤中医诊疗指南[M].北京:人民卫生出版社,2014:540.

[3] WEI W Q, ZENG H M, ZHENG R S, et al. Cancer registration in China and its role in cancer prevention and control[J/OL]. Lancet Oncol, 2020, 21(7): e342 - e349.

[4] SUNG H, FERLAY J, SIEGEL R L, et al. Global cancer statistics 2020：GLOBOCAN estimate of incidence and mortality worldwide for 36 cancers in 185 countries[J]. CA Cancer J Clin, 2021, 71(3)：209 - 249.

[5] GD2 单抗治疗神经母细胞瘤临床应用协作组. GD2 抗体达妥昔单抗 β 治疗神经母细胞瘤的临床应用专家共识(2021 年版)[J]. 临床儿科杂志, 2022, 40(1)：14 - 20.

[6] ZUO T T, ZHENG R S, ZHANG S W, et al. Incidence and mortality of liver cancer in China in 2011[J]. Chin J Cancer, 2015, 34(11)：508 - 513.

[7] GAO K, WU J. National trend of gastric cancer mortality in China (2003 - 2015)：a population-based study[J]. Cancer Commun(Lond), 2019, 39(1)：24.

[8] HE Y, LIANG D, DU L, et al. Clinical characteristics and survival of 5283 esophageal cancer patients: a mult icenter study from eighteen hospitals across six regions in China[J]. Cancer Commun (Lond), 2020, 40(10)：531 - 544.

[9] DI J, RUTHERFORD S, CHU C. Review of the cervical cancer burden and population-based cervical cancer screening in China[J]. Asian Pac J Cancer Prev, 2015, 16(17)：7401 - 7407.

[10] LIU X, YU Y, WANG M, et al. The mortality of lung cancer attributable to smoking among adults in China and the United States during 1990 - 2017[J]. Cancer Commun (Lond), 2020, 40(11)：611 - 619.

[11] FAN L, STRASSER-WEIPPL K, LI J J, et al. Breast cancer in China[J]. Lancet Oncol, 2014, 15(7)：e279 - e289.

[12] ZHU J, TAN Z, HOLLIS-HANSEN K, et al. Epidemiological trends in colorectal cancer in China: an ecological study[J]. Dig Dis Sci, 2017, 62(1)：235 - 243.

[13] LIU X, YU C, BI Y, et al. Trends and age-period-cohort effect on incidence and mortality of prostate cancer from 1990 to 2017 in China[J]. Public Health, 2019, 172：70 - 80.

[14] FENG R M, ZONG Y N, CAO S M, et al. Current cancer situation in China: good or bad news from the 2018 Global Cancer Statistics[J]. Cancer Commun (Lond), 2019, 39(1)：22.

[15] 朱怡陈, 许学芬, 李伟. 活血化瘀法与肿瘤治疗研究进展[J]. 亚太传统医药, 2019, 15(5)：182 - 184.

[16] 周天, 李泉旺, 胡凯文. 活血化瘀类中药干预恶性肿瘤转移的作用机制与 Twist 节点及其下游信号通路的相关性[J]. 中华中医药杂志, 2017, 32(4)：1662 - 1665.

[17] 王征, 耿平, 左丽, 等. 肿瘤化疗患者 P-选择素、TF 状态及川芎嗪对其影响的临床研究[J]. 辽宁中医杂志, 2014, 41(5)：912 - 914.

[18] 李延, 田伟, 马中龙. 加味血府逐瘀汤抗肿瘤作用的实验研究[J]. 世界中医药, 2012, 7(1)：72 - 74.

[19] 闵亮, 祁宏. 不同活血方剂对高转移人肝癌裸鼠原位移植瘤生长和转移及肿瘤血管生成的影响[J]. 中国中西医结合消化杂志, 2014, 22(3)：113 - 117.

[20] 于志坚, 王亚光, 陈颖俐, 等. 人参总皂甙对骨髓造血干细胞的影响[J]. 人参研究, 1998, (4)：42 - 43.

[21] 崔运浩, 初杰, 范颖, 等. 当归多糖、黄芪多糖及其配伍对化疗性骨髓抑制小鼠骨髓干细胞的转录因子 GATA1、BCL11A、KLF1、NFE2 影响[J]. 中华中医药学刊, 2019, 37(11)：

2796 - 2801.

[22] 王中会,闫平慧,晁旭.当归多糖抗肿瘤作用机制研究现状[J].山东中医药大学学报,2023,47(6):819 - 824.

[23] 高志杰,朱彤彤,牛新茹,等.鸡血藤化学成分及药理活性研究进展[J].辽宁中医药大学学报,2022,24(4):67 - 74.

[24] 祝明涛,孙延平,王艺萌,等.中药皂苷类成分的抗癌作用及机制研究进展[J].中国实验方剂学杂志,2024,30(10):236 - 245.

[25] 刘培建,苗明三,高渐联.熟地黄多糖对气血双虚小鼠全血细胞及血清粒-巨噬细胞集落刺激因子水平的影响[J].中国组织工程研究与临床康复,2008,(38):7543 - 7546.

[26] 余文燕,王国娟,许建华,等.肠胃清协同顺铂对人结肠癌耐药细胞增殖及凋亡的影响[J].中国临床药理学杂志,2013,29(11):840 - 843.

[27] 张瑞娟,余倩云,许建华,等.健脾解毒方对人结肠癌 HCT116/L - OHP 裸鼠皮下移植瘤的作用及 Caspase3 表达的影响[J].世界华人消化杂志,2014,22(3):364 - 370.

[28] 王国娟,余文燕,范忠泽.肠胃清抗结肠癌侵袭转移机制初步探讨[J].中国实验方剂学杂志,2015,21(3):142 - 145.

[29] 王国娟,余文燕,范忠泽.肠胃清抗结肠癌增殖作用研究[J].中药药理与临床,2015,31(2):75 - 79.

[30] 张彦博,刘宣,季青,等.健脾解毒方联合化疗治疗转移性结直肠癌临床研究[J].中华中医药杂志,2015,30(6):2090 - 2093.

[31] 张勇,成玲玲,许建华,等.肠胃清对结肠癌肝转移裸鼠生存期及肿瘤组织铜转运相关蛋白表达的影响[J].中国实验方剂学杂志,2015,21(15):92 - 96.

[32] 万光升,刘丽丽,邓志红,等.健脾解毒方对多药耐药人结肠癌裸鼠异位移植瘤多药耐药相关基因蛋白 mdr1 及 P - gp 的影响[J].中国中医急症,2015,24(12):2113 - 2115.

[33] 肖海娟,孙珏,许建华,等.肠胃清含药血清对人结肠癌 HCT116/L - OHP 耐药细胞凋亡作用的影响[J].上海中医药杂志,2016,50(2):79 - 83.

[34] 肖海娟,杨林,潘改燕,等.肠胃清联合奥沙利铂对人结肠癌耐药细胞株 HCT116/L - OHP 侵袭作用的影响[J].中国临床药理学杂志,2016,32(23):2166 - 2169.

[35] 张瑞娟,许建华,孙珏,等.肠胃清方对人结肠癌 HCT116/L - OHP 裸鼠皮下移植瘤 miR - 30a/Beclin1 通路的影响[J].世界华人消化杂志,2017,25(12):1061 - 1070.

[36] 余倩云,许建华,李朝衡,等."肠胃清"对结肠癌皮下移植瘤奥沙利铂治疗的增敏作用及对肿瘤组织坏死凋亡的影响研究[J].江苏中医药,2018,50(1):75 - 78.

[37] 张瑞娟,余倩云,李朝衡,等.肠胃清对裸鼠人结肠癌皮下移植瘤 DNA 双链损伤及同源重组修复因子 ATM、γH2AX 的影响[J].上海中医药杂志,2018,52(2):89 - 94.

[38] 吴瑞影,张勇,梁芳,等.肠胃清抑制化疗诱导的小鼠结肠癌肺转移的实验研究[J].上海中医药杂志,2018,52(6):62 - 66.

[39] 金泉克,李谋多,范忠泽,等.健脾解毒方对裸鼠胃癌皮下移植瘤氟尿嘧啶治疗的增效作用[J].辽宁中医杂志,2018,45(8):1748 - 1751.

图书在版编目(CIP)数据

上海市名中医范忠泽学术思想及临床实践/石晓兰,邓皖利主编.—上海:复旦大学出版社,
2024.7
ISBN 978-7-309-17267-6

Ⅰ.①上… Ⅱ.①石… ②邓… Ⅲ.①中医临床-经验-中国-现代 Ⅳ.①R249.7

中国国家版本馆 CIP 数据核字(2024)第 032554 号

上海市名中医范忠泽学术思想及临床实践
石晓兰 邓皖利 主编
责任编辑/贺 琦

复旦大学出版社有限公司出版发行
上海市国权路 579 号 邮编:200433
网址:fupnet@ fudanpress.com http://www.fudanpress.com
门市零售:86-21-65102580 团体订购:86-21-65104505
出版部电话:86-21-65642845
常熟市华顺印刷有限公司

开本 787 毫米×1092 毫米 1/16 印张 9 字数 151 千字
2024 年 7 月第 1 版
2024 年 7 月第 1 版第 1 次印刷

ISBN 978-7-309-17267-6/R·2084
定价:60.00 元